Shivpriya Aher Borse
Sandeep Sharma

Torque em ortodontia

Shivpriya Aher Borse
Sandeep Sharma

Torque em ortodontia

Uma consideração importante para obter uma oclusão estável

ScienciaScripts

Imprint

Any brand names and product names mentioned in this book are subject to trademark, brand or patent protection and are trademarks or registered trademarks of their respective holders. The use of brand names, product names, common names, trade names, product descriptions etc. even without a particular marking in this work is in no way to be construed to mean that such names may be regarded as unrestricted in respect of trademark and brand protection legislation and could thus be used by anyone.

Cover image: www.ingimage.com

This book is a translation from the original published under ISBN 978-620-5-49204-8.

Publisher:
Sciencia Scripts
is a trademark of
Dodo Books Indian Ocean Ltd. and OmniScriptum S.R.L publishing group

120 High Road, East Finchley, London, N2 9ED, United Kingdom
Str. Armeneasca 28/1, office 1, Chisinau MD-2012, Republic of Moldova, Europe
Printed at: see last page
ISBN: 978-620-5-99814-4

Conteúdo

1 Introdução

Para todos os pacientes, o terço inferior da face e particularmente os dentes anteriores são vitais para a comunicação e aceitação social. O tratamento ortodôntico visa posicionar os dentes anteriores de forma a obter uma estética e função óptimas.[1] Os objectivos do tratamento ortodôntico podem assim ser definidos como a obtenção de uma oclusão funcional, estética e estabilidade. Um dos critérios para obter uma oclusão funcional é ter inclinações axiais ideais de todos os dentes no final do tratamento activo.

Clinicamente, a inclinação facio-lingual do dente é muitas vezes incorrectamente referida como torque e é denominada positiva quando a raiz está posicionada lingualmente e negativa quando a raiz está posicionada facialmente em relação à coroa.[2]

A inclinação buco-lingual adequada dos dentes posteriores e anteriores é considerada essencial para proporcionar estabilidade e relação oclusal adequada no tratamento ortodôntico. O torque dos incisivos superiores é particularmente crítico no estabelecimento de uma linha de sorriso estética, orientação anterior adequada e uma sólida relação de Classe I. Incisivos com inclinação insuficiente podem impedir o movimento distal da dentição maxilar anterior e privar a arcada dentária de espaço. Por outro lado, segmentos posteriores pouco torcidos têm um efeito de constrição na arcada maxilar, pois não permitem uma relação cúspide-fossa adequada entre os dentes maxilares e mandibulares.[3]

O torque é, na verdade, a força que permite ao ortodontista controlar as inclinações axiais dos dentes e colocá-los nas posições de harmonização tão desejáveis para um resultado bem acabado. Como disse Rauch "O torque é a força que dá ao operador o controlo sobre os movimentos das raízes dos dentes".[4]

Já em 1932, Strang observou que "o binário tem sido designado por muitos operadores como uma força perigosa e proibida, o seu perigo não reside na força mas na ignorância de quem a utiliza".[5] Desde então, tem sido feito um trabalho considerável sobre o binário, por muitos trabalhadores distintos. Mas mesmo com o advento de numerosas filosofias de tratamento, sistemas de aparelhos e "prescrições" de binário que resultaram deste grande corpo de investigação, o binário continua a ser um enigma.

2 Revisão da literatura

Strang (1932)[5] relatou que a força de torque é uma força obtida a partir de um fio de mola torcido em seu esforço para se desenrolar. A força de torque tornou-se disponível pela primeira vez quando um fio de arco plano foi introduzido em vez de um redondo e quando as fixações mecânicas nos dentes foram tão estabilizadas e de tal forma que o fio plano se encaixou com precisão nelas e foi incapaz de girar sobre si mesmo sem exercer a força, inerente a essa rotação, sobre o dente anexado. Segundo ele, o mecanismo de arco de fita era ideal para a produção e utilização da força de torque. O mecanismo de arco de borda é igualmente de uma forma e construção tais que permite a utilização desta força.

Brodie (1933)[6] referiu que a utilização do binário é extremamente vantajosa em determinadas áreas e sob determinadas condições. Ele também enfatizou que, em comum com todas as formas de força, a força de torque responde a duas leis fundamentais:

1. Uma força desloca-se em linha recta.

2. A acção e a reacção são iguais e opostas.

O autor reiterou os princípios fundamentais que regem a sua acção:

•	Se o fio for mantido de forma a que o seu eixo não se possa deslocar, o resultado será um movimento da raiz na direcção oposta.

•	Se o fio for encorajado a deslocar-se com os dentes, estes inclinar-se-ão tendo o ápice como pivô.

•	A força de binário transforma-se em elevação ou depressão quando se desloca para outro plano do espaço.

•	Com todos os dentes em banda, a força de binário num dente resultará numa força de binário oposta no dente seguinte, se este estiver na mesma linha.

Steadman (1949)[7] relatou que a angulação do incisivo superior em relação ao inferior é um dos factores determinantes da quantidade de sobremordida resultante de um determinado overjet. Quanto menor for a angulação da superfície lingual do incisivo superior em relação à superfície labial do inferior, mais fácil é controlar a profundidade da sobremordida. À medida que a angulação do superior para o inferior se aproxima dos 180o, maior é a profundidade da sobremordida, à medida que o overjet aumenta. Quando a angulação se torna superior a 180o, ocorre uma grande alteração na quantidade de sobremordida com apenas uma ligeira alteração no overjet.

Rauch ED (1959)[4] relatou que o torque é a força que permite ao ortodontista controlar as inclinações axiais dos dentes e também dá ao operador o controle sobre os movimentos das raízes dos dentes. Ele auxilia na obtenção de uma mudança desejável dos pontos A e B, o que, por sua vez, ajuda a produzir mudanças faciais desejáveis nos pacientes. Ele explicou a importância de se ter um torque progressivo para tornar o arco passivo nos braquetes posteriores e também explicou a técnica de torqueamento dos arcos. A coroa do dente move-se na direcção do torque; a raiz do dente move-se na direcção oposta e, através da aplicação de uma força auxiliar derivada de elásticos ou de outras fontes, esta acção de torque pode ser alterada de forma a fazer com que a raiz ou a coroa de um dente se movam na direcção que o operador desejar.

Nahoum (1962)8 descreveu uma técnica para efectuar forças de binário com o mecanismo edgewise. Este método utiliza um fio de arco redondo com um engaste de torção adequado que dota o fio com as propriedades de chaveamento de um fio de arco rectangular nesta área. Este método confere ao processo de torção uma exactidão e uma direcção definida com facilidade e simplicidade e com uma selecção de ancoragem. Pode ser adaptado a outras técnicas que utilizam tubos ou bainhas bucais e bandas anteriores.

Andrews LF (1972)9 realizou um estudo em 120 pacientes não ortodônticos com oclusão normal para identificar as características oclusais. Essas dentições tinham as seguintes características:

- Nunca tinha sido submetido a um tratamento ortodôntico.

- Estavam bem alinhados e tinham um aspecto agradável.

- Parecia ter uma excelente oclusão.

- Não beneficiaria de tratamento ortodôntico.

As coroas desta colecção de fontes múltiplas foram então estudadas intensivamente para determinar quais as características, se as houvesse, que seriam encontradas consistentemente em todos os modelos. Chegou-se a conclusões provisórias e foram formuladas seis características em termos gerais, que vieram a ser conhecidas como as "Seis chaves para a oclusão normal"

Estas seis chaves de oclusão podem ser descritas da seguinte forma:

1) Relação inter-arquitectónica

2) Angulação da coroa

3) Inclinação da coroa

4) Ausência de rotações

5) Contactos apertados

6) Curva de Spee

Chave I: Relação inter-arcos

Esta é a primeira das seis características significativas que estavam consistentemente presentes na amostra de 120 moldes dentários com oclusão óptima. Diz respeito à oclusão e às relações inter-arcos dos dentes. Esta chave é composta por sete partes:

* A cúspide mesio-bucal do primeiro molar superior permanente oclui no sulco entre as cúspides mesial e vestibular média do primeiro molar inferior permanente.

* A crista marginal distal do primeiro molar superior oclui com a crista marginal mesial do segundo molar inferior.

* A cúspide mesio-lingual do primeiro molar superior oclui na fossa central do primeiro molar inferior.

* As cúspides vestibulares dos pré-molares superiores têm uma relação cúspide-embrasa com os pré-molares inferiores.

* As cúspides linguais dos pré-molares superiores têm uma relação cúspide-fossa com os pré-molares inferiores.

* O canino maxilar tem uma relação cúspide-embrasura com o canino mandibular e o primeiro pré-molar. A ponta da sua cúspide situa-se ligeiramente mesial à embrasura.

* Os incisivos maxilares sobrepõem-se aos incisivos mandibulares e as linhas médias das arcadas coincidem.

Chave II: Angulação da coroa (Ponta)

A ponta da coroa é expressa em graus, para mais ou para menos. O grau da ponta da coroa é o ângulo entre o longo eixo da coroa e uma linha que se encontra a 90 graus do plano oclusal. É atribuída uma "leitura positiva" quando a porção gengival do longo eixo da coroa é distal à porção incisal. É atribuída uma "leitura negativa" quando a porção gengival do longo eixo da coroa é mesial à porção incisal.

Cada modelo normal não ortodôntico apresentava uma inclinação distal da porção gengival de cada coroa; essa era uma constante. Ela variava com cada tipo de dente, mas, dentro de cada tipo, o padrão da ponta era consistente de indivíduo para indivíduo.

Chave III: Inclinação da coroa (inclinação labio-lingual ou buco-lingual)

A inclinação da coroa é expressa em graus positivos ou negativos, representando o ângulo formado por uma linha que está a 90 graus do plano oclusal e uma linha que é tangente ao local do bracket (que está no meio do longo eixo vestibular ou labial da coroa clínica, quando analisada a partir da mesial ou distal). Uma leitura positiva é dada se a porção gengival da linha tangente (ou da coroa) for lingual à porção incisal. Regista-se uma leitura negativa quando a porção gengival da linha tangente (ou da coroa) é labial à porção incisal.

* A maioria dos incisivos maxilares tinha uma inclinação positiva.

* Os incisivos mandibulares tinham uma inclinação ligeiramente negativa.

* O padrão de inclinação da coroa posterior superior foi consistente nos modelos normais não ortodônticos. Existia uma inclinação negativa da coroa em cada coroa, desde o canino superior até aos segundos pré-molares superiores. Uma inclinação de coroa ligeiramente mais

negativa existia no primeiro e segundo molares permanentes superiores.

• O padrão de inclinação da coroa posterior inferior também foi consistente entre todos os modelos normais não ortodônticos. Uma inclinação de coroa progressivamente maior "menos" existia dos caninos inferiores até os segundos molares inferiores.

Chave IV: Ausência de rotações

A quarta chave para uma oclusão óptima é a ausência de rotações dentárias.

Chave V: Contactos estreitos

Os pontos de contacto devem ser encostados, a menos que exista uma discrepância no diâmetro mesio-distal da coroa.

Chave VI: Curva de Spee

A profundidade da curva de Spee varia entre um plano liso e uma superfície ligeiramente côncava.

Andrews efectuou medições extensivas e determinou os ângulos médios de ponta e de torque e as dimensões de entrada/saída das superfícies labiais de cada dente relativamente a um plano de arame labial plano. Quando cada braquete foi posicionado com precisão, ele orientou o slot do arco para uma ponta e torque específicos. Isto veio a ser conhecido como o aparelho Straight Wire (SWA).

Sanin e Savara (1972)[10] referiram que um problema clínico importante reside no diagnóstico de uma má oclusão em desenvolvimento a partir de um desenvolvimento normal que não segue o esquema ideal. Eles estudaram o desenvolvimento de uma oclusão excelente, usando uma série de parâmetros, incluindo as mudanças na inclinação axial dos incisivos centrais superiores e inferiores permanentes num único indivíduo, dos 5 aos 15 anos de idade. Os incisivos centrais superiores permanentes mudaram de 96º aos 6 anos para 108º aos 13 anos. Os incisivos centrais mandibulares permanentes mudaram de 78,5º aos 5 anos para 101º aos 14 anos. As maiores alterações na inclinação ocorreram entre os 6 e os 9 anos de idade. As mudanças na inclinação dos incisivos foram de magnitude e direção clinicamente significativas, pois aumentaram o espaço disponível para os caninos e pré-molares e contribuíram para o desenvolvimento do perfil facial.

Shrody (1974)[11] utilizou um aparelho mecânico para simular o problema intra-oral de torcer as quatro raízes dos incisivos superiores para lingual com um fio contínuo para melhorar a sua inclinação lábio-lingual. Foi feito sob condições simuladas especificadas para permitir a análise tridimensional do tipo, direcção e magnitude das forças reactivas nas posições intra-orais teóricas dos dentes canino superior, segundo pré-molar e primeiro molar, assumindo que o torque lingual anterior da raiz é geralmente necessário num tratamento de extracção de quatro pré-molares. Concluiu que a reacção do segmento vestibular ao torque da raiz lingual anterior é um sistema complexo que consiste numa combinação de forças de contra-torque, forças lineares vestibulo-linguais, lineares e ocluso-gengivais.

Steyn (1977)[12] construiu um modelo para a medição do torque da raiz palatina e registou leituras directas das forças exercidas por raízes individuais em resposta ao torque para arcos edgewise construídos por três operadores diferentes. Foi demonstrado que:

- A meio caminho entre o ápice de um dente e o fio do arco, a força era o dobro da que era aplicada no ápice.

- Os incisivos laterais foram submetidos a uma força sensivelmente maior do que os incisivos centrais.

- Quanto menor for o número de dentes actuados, maior será a força recebida.

Dellinger (1978)[13] analisou cinquenta configurações de cera com o auxílio de um comparador óptico para determinar a validade do conceito do aparelho straight-wire. Foi estabelecido um plano denominado linha HOL, ou linha oclusal horizontal, de acordo com os métodos utilizados pelos defensores do aparelho straight wire. As tangentes à intersecção desse plano nas superfícies vestibular e labial dos dentes foram medidas. Essas medidas podem ser consideradas como planos de adaptação de superfície (PSA). Elas apareceram de forma totalmente inconsistente e errática e representaram intervalos tão grandes que o autor especulou que é possível que a teoria atual do fio reto tenha pouca base científica. Se fios de arco de tamanho normal e não dobrados forem colocados na boca e deixados a trabalhar totalmente, os resultados podem ser erráticos, inconsistentes e clinicamente inaceitáveis. Com uma dobragem adequada do fio ou, inversamente, com a falta de controlo adequada, pode certamente obter-se um excelente resultado.

Magness (1978)14 traçou o desenvolvimento dos aparelhos edgewise pré-ajustados, enfatizando o trabalho de vários clínicos e pesquisadores que contribuíram para o desenvolvimento do "conceito Straight Wire". Com esse conceito, um resultado mais consistente e ideal pode ser obtido com menos desgaste físico e mental do operador, em menos tempo de tratamento e com menos desconforto para o paciente, com o uso de um aparelho que coloca a fonte primária de controle do dente dentro do acessório e não no fio do arco. Embora se deva ter muito cuidado na colocação adequada dos attachments ortodônticos, uma vez que os attachments tenham sido colocados, o tratamento é bastante simplificado. Ele advertiu que esse é um conceito, não um procedimento dogmático de tratamento passo a passo. Ele é passível de ser aplicado à maioria das filosofias de tratamento; o uso de alças, molas ou elásticos para o fechamento do espaço é irrelevante, independentemente da dimensão do braquete. No entanto, se for utilizada uma mecânica deficiente, os resultados serão os mesmos.

Paige (1982)[15] afirmou que os contornos linguais dos dentes anteriores parecem variar muito e, portanto, a quantidade de torque fornecida ao dente será muito sensível à colocação ocluso-gengival do braquete. Uma mudança muito pequena na colocação ocluso-gengival pode produzir uma grande mudança no torque da raiz. Ele utilizou dois métodos distintos para o controlo do torque, ambos os quais parecem ser eficazes. O primeiro envolve o uso de um auxiliar de torque e o segundo usa um arco de fita de torque.

Sebanc e colaboradores (1984)[16] mediram experimentalmente o torque efetivo fornecido por uma variedade de combinações de braquetes de arcos e fios em termos de ângulo de desvio ou jogo, por meio de um aparelho torquímetro, e compararam com valores teóricos calculados a partir das dimensões nominais e medidas do slot do braquete e do fio. As diferenças entre os valores experimentais e teóricos do ângulo de desvio estavam de acordo com as medições das tolerâncias dos braquetes de arame e com as observações microscópicas das diferenças na chanfradura do bordo nos cantos dos arcos de arame. A contribuição média do bisel da borda para o ângulo de desvio medido variou de 0,2° a 12,9° para os vários grupos de braquetes de arame, e a contribuição percentual média de 3 a 63%. A contribuição do bisel de borda para o ângulo de desvio foi maior para os fios de aço inoxidável do que para os fios de níquel-cobalto comercializados como de cantos quadrados. Os ângulos de desvio e as contribuições do bisel de borda mais elevados foram encontrados para os fios de titânio beta. É evidente a partir desta investigação que o clínico deve estar ciente da folga ou ângulo de desvio que existe com as combinações individuais de braquetes de fio.

Bryant e colaboradores (1984)[17] observaram que a variabilidade na morfologia dentária pode desempenhar um papel significativo no desenho do aparelho e nos resultados alcançáveis do tratamento ortodôntico. Esta investigação foi realizada para determinar quantitativamente a variação em três características anatómicas do incisivo central superior: a angulação coronário-radicular na direcção labio-lingual, o ângulo formado por uma tangente ao meio da superfície labial da coroa e o longo eixo da coroa a partir de uma vista proximal, e a curvatura lingual da coroa a partir de uma vista proximal. Os resultados revelaram uma ampla gama de variação nas três características medidas. O ângulo médio coroa/raiz para as más oclusões de Classe II, Divisão 2, diferiu significativamente do ângulo para as más oclusões de Classe II, Divisão 1 e Classe III. Embora os braquetes pré-torqueados e pré-angulados tenham provavelmente reduzido o erro na fabricação de dobras de primeira, segunda e terceira ordem em arcos sucessivos, este estudo enfatiza novamente o facto da variação biológica com que todos os ortodontistas se deparam na prática clínica diária. Rotineiramente, os ortodontistas ajustam os fios das arcadas, mesmo que seus aparelhos principais tenham muitos ajustes "embutidos". O uso do mesmo sistema pré-ajustado para todos os casos, sem uma avaliação cuidadosa e ajustes nos arcos, quando indicados, seria inaceitável.

Em relação à superfície lingual, parece haver uma grande variedade de formas e inclinações máximas da curvatura lingual da coroa. Variações na morfologia da superfície lingual também são importantes no que diz respeito aos aparelhos linguais, nos quais os braquetes são colados à superfície lingual em vez de à superfície vestibular das coroas.

Vardimon e Lambertz (1986)[18] avaliaram os ângulos de torque em relação ao aparelho de arame reto. O conceito de torque do aparelho de arame reto é baseado na suposição de que, na oclusão ideal, a postura dentária, o contorno facial da coroa do dente e o plano oclusal se relacionam invariavelmente, mas não é suportado pelos dados publicados. Um medidor de ângulo de torque feito sob medida foi utilizado em modelos de 54 indivíduos com oclusão ideal (34 casos tratados ortodonticamente e 20 casos não tratados). Os resultados deste estudo estão de acordo com os valores médios de torque de Andrews, excepto os dos incisivos superiores. Não foi encontrada concordância com os dados de torque de Ricketts. Um DP de +/- 5° fol característico para todos os dentes. Portanto, o fio de arco máximo num slot de 0,018 polegadas que não produziria efeitos deletérios é de 0,016 x 0,022 polegadas usando os dados de Andrews e 0,016 x 0,016 polegadas com os dados de Ricketts. Nem o procedimento de configuração nem os parâmetros morfométricos puderam prever os dados de binário individuais. As correlações de torque entre dentes indicam que o primeiro pré-molar em cada arcada é o dente de escolha para fins de previsão, com imprevisibilidade na arcada superior.

Hussels e Nanda (1987)[19] discutiram os efeitos quantitativos da angulação dos incisivos no comprimento da arcada dentária. Os incisivos foram aproximados matematicamente a formas retangulares, o que permitiu aos autores calcular a mudança no comprimento do arco quando os dentes foram inclinados e descrever graficamente o efeito de outros parâmetros de influência. Os autores demonstraram que a altura e a largura da coroa de um dente podem aumentar ou diminuir o efeito da angulação no comprimento da arcada. Para além da angulação, o comprimento da arcada dentária também foi influenciado pelo torque. Uma fórmula matemática foi derivada e os resultados foram demonstrados numérica e graficamente. Os autores mostraram que o posicionamento vertical dos braquetes desempenha um papel importante porque o torque é um movimento rotacional em torno do centro do slot do braquete. Assim, ao calcular o efeito do torque no comprimento da arcada dentária, deve-se considerar ângulos e eixos diferentes dos discutidos por Andrews. A interacção entre a angulação e a inclinação e a sua influência no comprimento da arcada dentária foi investigada. Verificou-se que causava poucas alterações no comprimento da arcada.

Germane, Bentley e Isaacson (1989)[2] realizaram um estudo para determinar qual a variação do contorno da superfície facial existente entre dentes do mesmo tipo em diferentes pacientes e, consequentemente, qual a variação na posição facio-lingual do dente que pode ser esperada como resultado de um braquete pré-ajustado para uma quantidade constante de torque. Os autores concluíram que os contornos da superfície facial não são consistentes entre dentes do mesmo tipo. Essa variabilidade aumenta progressivamente entre os dentes, de anterior para posterior, tanto na arcada superior quanto na inferior. Os contornos da superfície facial variam, mas não de forma regular, das áreas incisal/oclusal para a gengival. Erros de colocação vertical de 1 mm poderiam alterar os valores de torque presentes em até 10° para os pontos estudados. O relato de Andrews sobre a consistência do ponto LA para a colocação de braquetes não foi confirmado por este estudo. Os autores concluíram que a posição facio-lingual do dente é controlada por diversas variáveis morfológicas biológicas, além do posicionamento do slot do braquete. A variação do longo eixo da coroa em relação ao longo eixo da raiz (ângulo de Collum) resulta, necessariamente, em diferentes posições facio-linguais da raiz, apesar das posições constantes da coroa. O uso de um torque de braquete prescrito pode melhorar o tratamento de alguns pacientes, mas não de outros. O tratamento deve ser adaptado à variação biológica apresentada pelo paciente individual. Num futuro previsível, isto significa que as dobras de terceira ordem são frequentemente necessárias para que os pacientes sejam tratados com uma orientação de eixo longo semelhante.

Ross et al (1990)[20] avaliaram as inclinações facio-linguais com base nas inclinações da mesa oclusal relativamente aos planos oclusais em três padrões diferentes de crescimento esquelético vertical. Não foram encontradas diferenças nas inclinações médias da superfície oclusal facio-lingual dos primeiros molares, relativamente ao plano oclusal posterior, entre grupos de pacientes com proporções faciais verticais variáveis. As inclinações facio-linguais médias dos incisivos superiores em relação ao plano oclusal posterior diferiram entre os grupos e aumentaram à medida que os ângulos MP-SN e OP-SN aumentaram. As inclinações facio-linguais médias dos incisivos mandibulares em relação ao OP não diferiram entre os grupos; no entanto, o ângulo médio L1-MP diminuiu à medida que o ângulo MP-SN aumentou. Se um fio de arco de tamanho normal é usado num paciente cujo ângulo OP-SN varia dos valores médios, momentos diferenciais são facilmente criados. Essas cargas biomecânicas são capazes de produzir posições dentárias que são marcadamente diferentes daquelas pretendidas pela prescrição do SWA.

Owen AH (1991)[21] avaliou o torque na base versus o torque na face em relação ao desenho do braquete. Andrews afirma que o torque na base é um pré-requisito para um aparelho totalmente programado, ou seja, um aparelho que produz resultados aceitáveis sem dobras no fio do arco. Embora o torque na base tenha uma base teórica sólida, a sua eficácia é muito influenciada pelo sucesso do clínico na colocação exacta dos brackets.

Isaacson, Lindauer e Rubenstein (1993)[22] relataram a capacidade limitada da mecânica edgewise tradicional para fornecer controlo de torque incisivo devido às limitações da mecânica bracket-to-bracket e às acções recíprocas mal definidas inerentemente produzidas. Conceberam um arco de torção como uma modificação do sistema tradicional edgewise que emprega o momento de um par para conseguir o controlo do torque incisivo e dá uma definição precisa dos efeitos recíprocos. O sistema de forças da arcada de torção inclui um grande momento para rodar os incisivos na direcção coroa facial/raiz lingual, e forças de equilíbrio simultâneas para extruir incisivos e intruir molares. Dependendo de como são empregados, os arcos de torção e os arcos de base também podem girar os molares na direção facio-lingual, aumentar ou diminuir a ancoragem posterior e aumentar ou conservar o perímetro do arco.

Creekmore e Kunik (1993)[23] observaram que, frequentemente, os resultados esperados do tratamento não são alcançados com o uso de aparelhos pré-ajustados e fios retos. Isso pode ser devido à colocação imprecisa dos braquetes, variações na estrutura dentária, variação nas relações maxilar/mandibular, rebote tecidual e deficiências mecânicas dos aparelhos ortodônticos edgewise. Claramente, uma prescrição de aparelho pré-ajustado não pode servir para todos os pacientes ortodônticos. Prescrições individualizadas para aparelhos ortodônticos pré-ajustados podem ser fabricadas uma vez que todas essas razões sejam reconhecidas. A partir do cefalograma e do objetivo visual do tratamento, a posição desejada dos incisivos superiores e inferiores pode ser determinada de acordo com as relações maxilar/mandibular. O ângulo de torção da superfície vestibular dos incisivos maxilares e mandibulares em relação ao plano do fio da arcada pode ser medido com um gabarito de torção dos incisivos. O desenvolvimento e aperfeiçoamento de um sistema para variar a orientação da ranhura do fio do arco do braquete em relação à superfície vestibular de cada dente fornece uma solução para estes problemas.

Existem duas outras deficiências mecânicas significativas nos aparelhos ortodônticos:

- Jogar entre o fio de arco e a ranhura do fio de arco
- Diminuição da força

Essas deficiências não podem ser eliminadas dos aparelhos atuais; entretanto, elas podem ser minimizadas pelo uso de fios de arco razoavelmente rígidos, que se aproximem do tamanho dos slots dos fios de arco. A quantidade de folga mais a quantidade de diminuição de força inerente ao seu aparelho pode ser adicionada ou subtraída dos parâmetros de torque, ponta, rotação e altura de cada braquete para colocar os dentes nas posições desejadas. Assim, os objectivos do tratamento podem ser alcançados com a máxima eficiência.

Chan et al (1994)[24] realizaram um estudo cefalométrico experimental sobre a precisão da localização independente de oito pontos de referência e os efeitos subsequentes na angulação dos incisivos maxilares (ILs/NL) e mandibulares (ILi/ML). Cada ponto de referência tinha a sua própria distribuição característica de erro de validade ao longo dos eixos horizontal e vertical específicos. A precisão dos pontos de referência esqueléticos e dentários foi semelhante. O erro na localização dos pontos dentários teve maior efeito na angulação dos incisivos do que o erro para os pontos esqueléticos.

Flores et al (1994)[25] realizaram um estudo para determinar o efeito do material e do desenho na força e tensão necessárias para deformar permanentemente os braquetes metálicos. Catorze tipos de braquetes metálicos foram categorizados de acordo com a composição da matéria-prima, o grau de torque da ranhura e o tipo de asa. Foram testados cinco tipos de matérias-primas, três tipos de grau de binário de ranhura e quatro tipos de design de asa, utilizando um teste de binário em arco desenvolvido pelo autor. A matéria-prima teve um efeito significativo na força necessária para deformar permanentemente os suportes metálicos. O 17-4PH e o 303S tinham maior resistência ao escoamento e os suportes gémeos regulares tinham maior resistência à deformação. Os suportes que necessitavam de maior esforço para se deformarem permanentemente eram feitos de aço com maior dureza. O binário da ranhura teve um efeito significativo na força necessária para deformar permanentemente os suportes metálicos. À medida que o grau de binário da ranhura aumentava, o suporte metálico deformava-se com menos força

Odegaard e Meling (1994)[26] investigaram a quantidade de folga entre os braquetes e o fio e a magnitude dos momentos de torção desenvolvidos por seis diferentes fios retangulares. O estudo simulou a situação que ocorre quando o torque é aplicado a um incisivo central individual. A folga observada entre o fio e o braquete variou de cerca de 5° entre um fio de 0,018 x 0,025 polegadas numa ranhura de braquete de 0,018 polegadas, até aproximadamente 20° para um fio de 0,016 x 0,022 polegadas numa ranhura de braquete de 0,018 polegadas. A quantidade de folga entre o braquete e o fio em torção para o movimento individual do dente é consideravelmente maior do que a quantidade esperada. A taxa de alteração observada, após a eliminação da folga, variou de 0,24°/Nmm a 0,37°/Nmm para os fios de aço, enquanto o Nitinol de 0,017 x 0,025 polegadas teve uma taxa de alteração de aproximadamente 1,07°/Nmm. O uso de ligaduras demonstrou que um efeito de torque pode ser observado mesmo que a folga não tenha sido completamente eliminada. Para o torque individual do dente, foi sugerido um método mais eficiente como o uso de fios altamente elásticos em combinação com braquetes com torque variável.

Ugur e Yukay (1997)[27] mediram as inclinações facio-linguais das coroas dentárias em oclusões normais e em casos tratados. Grupos de 10 indivíduos com oclusão anatómica normal, padrão edgewise e braquetes Roth foram examinados quanto a uma alteração nos valores de torque. Nos modelos de estudo, as inclinações das coroas dos dentes centrais direito e esquerdo até ao segundo molar nas arcadas dentárias superior e inferior foram medidas em relação ao plano oclusal funcional e as inclinações médias dos dentes foram calculadas. No grupo de oclusão normal, os dentes centrais e laterais superiores inclinavam-se para lingual, os dentes centrais inferiores inclinavam-se ligeiramente para vestibular e os dentes laterais inferiores inclinavam-se para lingual, mas os desvios-padrão dos valores médios para os dentes anteriores superiores e inferiores eram elevados. Os dentes posteriores superiores, do canino ao molar, tinham uma inclinação lingual e os dentes posteriores inferiores tinham uma inclinação lingual progressivamente crescente dos dentes laterais aos molares. Nos grupos de tratamento, os dentes centrais e laterais superiores apresentavam inclinação labial da coroa e os dentes molares inferiores apresentavam maior inclinação lingual, em comparação com o grupo de oclusão normal. Não foi encontrada nenhuma variaçao significativa entre os valores médios de torque dos grupos de tratamento padrão e Roth.

Meling et al (1998)[28] estimaram a altura efetiva do slot do braquete utilizando uma fórmula que descreve a relação entre a altura do slot do braquete, as dimensões do fio, o bisel da borda do fio e a folga de torção (folga de terceira ordem). É de interesse para os ortodontistas ter o conhecimento sobre a precisão das ranhuras dos braquetes, permitindo a aplicação de momentos de torque mais corretos. Com um instrumento de medição de torque, a folga de torção foi estimada para 10 braquetes diferentes (slot declarado de 0,018 polegadas) do mesmo fabricante e tipo. Um fio de arco com dimensões e bisel de borda conhecidos foi usado para todas as medições. Com o jogo de torção conhecido, as dimensões do fio e o bisel da borda, a altura da ranhura do braquete pode ser calculada com um alto grau de precisão, se os outros factores forem conhecidos. O método mede a altura da ranhura no ponto em que o fio realmente entra em contacto com o suporte, o que parece preferível.

Parker e Harris (1998)[29] realizaram um estudo para quantificar os movimentos apicais e incisais do incisivo central superior e utilizaram análises de regressão multivariadas para verificar quais os movimentos e as variáveis esqueleto-dentárias mais preditivas da reabsorção radicular apical externa (RRAE). Os autores concluíram que:

• Os movimentos dos dentes incisivos tomados em combinação são fortes preditores estatísticos da quantidade de reabsorção radicular experimentada durante o tratamento. Direcções específicas de movimento aumentam diferentemente a extensão da EARR, e a quantidade de EARR é uma função da quantidade de movimento.

• Em combinação, o movimento intrusivo e o torque da raiz lingual foram os preditores mais fortes da EARR. Em contraste, a retracção corporal numa direcção posterior, a extrusão ou a inclinação da coroa lingual não tiveram qualquer influência discernível.

Meling e 0degaard (1998)[30] estudaram o efeito de casais de segunda ordem e angulações de braquetes na aplicação de torque em um único dente. Utilizando um aparelho de teste para simular a aplicação de torque em um único dente, fios de aço inoxidável de 0,016 x 0,022 polegada foram testados em torção longitudinal, simultaneamente a quantidades fixas de pares de segunda ordem ou graus fixos de angulação de braquete de segunda ordem. Os resultados mostraram que a aplicação de pares de segunda ordem ou angulações de braquetes levou a um aumento no torque exercido para ângulos de torção abaixo de 22°. Devido ao jogo de torção, um fio torcido 18° num slot de braquete de 0,018 polegadas não exerceu nenhum torque a menos que fosse submetido a um par de segunda ordem. Assim, numa situação in vivo em que as forças interagem, a folga de torção real pode ser substancialmente menor do que a prevista em modelos teóricos que só consideram a mecânica de terceira ordem. O efeito restritivo dos pares de segunda ordem diminuiu quando o binário criado pela torção longitudinal se tornou muito maior do que o binário exercido pelo par de segunda ordem. Os pares de segunda ordem de magnitudes biologicamente aceitáveis tiveram pouco efeito no nível de torque após a eliminação da folga de terceira ordem.

Miethke e Melsen (1999)[31] estudaram a influência do deslocamento vertical do braquete nas correções de 1ª e 3ª ordem nos modelos de gesso, incluindo todos os dentes, dos incisivos centrais aos primeiros molares, de 28 jovens. Os contornos faciais foram avaliados nos aspectos mesial, central e distal do braquete. Eles concluíram que a variação intra-individual na morfologia dentária é maior do que a variação entre os diferentes tipos de aparelhos pré-ajustados. Assim, se a abordagem com fio reto fosse seguida, o braquete teria que ser feito sob medida. Todos os cálculos foram efectuados com a condição prévia de que fossem utilizados fios de tamanho normal.

O'Higgins, Kirschen e Lee (1999)[32] conceberam um estudo ex-vivo para investigar a hipótese de Andrews de que existe uma implicação de espaço quando os incisivos são torcidos correctamente.

Foi construído um modelo de trabalho para permitir que incisivos acrílicos tipodontes de diferentes valores conhecidos de inclinação fossem substituídos no modelo. Os comprimentos das arcadas dos vários "set-ups" foram medidos usando um microscópio reflexivo ligado a um computador. A fim de quantificar o espaço necessário de relevância clínica para um torque incisivo adequado, o método foi repetido substituindo réplicas dos incisivos "naturais" dos pacientes. Tanto para os incisivos acrílicos como para os naturais, verificou-se que, à medida que a inclinação dos dentes aumentava, havia um aumento em todos os comprimentos de arco, sendo este maior para os incisivos naturais. Este aumento maior para os incisivos naturais estava relacionado não só com o aumento do seu tamanho, mas também dependia da morfologia do incisivo. Os incisivos com faces paralelas registaram o maior aumento do comprimento da arcada, enquanto os incisivos com forma relativamente triangular registaram o menor aumento. Quando a inclinação de um conjunto "médio" de incisivos superiores é aumentada em 5 graus, pode esperar-se um aumento do comprimento da arcada de aproximadamente 1 mm.

Kapur at al (1999)[33] mediram a carga transmitida e a integridade estrutural de braquetes de aço inoxidável e titânio na aplicação de forças de torção. Os braquetes de 0,018 e 0,022 polegadas de tamanho de ranhura edgewise foram testados num aparelho especialmente concebido para aplicar um valor de torque de 45°. A carga gerada foi medida por uma máquina de ensaios universal Instron em intervalos de 15°, 30° e 45° de aplicação do binário. A estabilidade estrutural dos braquetes foi avaliada através da medição da largura da ranhura do braquete com um microscópio estereoscópico de viagem antes e depois de os braquetes serem sujeitos a forças de torção. Os braquetes de titânio transmitiram cargas mais elevadas a 15° e 30° de torque e cargas mais baixas a 45° de torque na aplicação de forças de torção em comparação com os braquetes de aço inoxidável. Os brackets de titânio demonstraram uma estabilidade dimensional superior em comparação com os brackets de aço inoxidável.

Marshall et al (2003)[34] avaliaram as alterações no torque da coroa dos molares e na largura da arcada inter-molar, desde o momento da erupção dos primeiros molares permanentes até ao início da idade adulta, em 36 indivíduos não tratados com oclusão de Classe I do Iowa Facial Growth Study. Os resultados indicaram que os molares superiores erupcionam com torque coronário vestibular e verticalizado com a idade, enquanto os molares inferiores erupcionam com torque coronário lingual e verticalizado com a idade, e as mudanças no torque coronário dos molares são acompanhadas por aumentos simultâneos na largura inter-molar maxilar e mandibular.

Currim e Wadkar (2003)[35] procuraram determinar se a forma e a posição dos dentes eram constantes dentro dos tipos de dentes, utilizando moldes dentários de 68 indianos. Foram avaliadas a angulação da coroa, a inclinação, o deslocamento do molar superior, a curva de Spee, a proeminência facial da coroa, o contorno horizontal da coroa e o contorno vertical da coroa. As medidas foram comparadas com os dados de Andrews em 120 moldes de oclusão normal não ortodônticos. Verificou-se que dentes do mesmo tipo possuem valores semelhantes de contornos horizontais e verticais da coroa. Os valores de inclinação, angulação e proeminência relativa também eram semelhantes. Assim, concluiu-se que a forma e a posição do dente eram constantes para cada tipo de dente. Os dados do presente estudo foram comparáveis aos achados de Andrews. A partir desse estudo, pode-se presumir que todos os dentes, com exceção dos segundos molares superiores, necessitam de alterações no valor da inclinação da base do braquete, e que o incisivo lateral superior, o canino, o segundo pré-molar e o segundo molar, além do canino inferior, necessitam de alterações nos valores de angulação.

Geron e colaboradores (2004)[36] observaram que as análises biomecânicas teóricas e experimentais explicam a maior parte da ortodontia vestibular (LaO); no entanto, os princípios biomecânicos da ortodontia lingual (LiO) raramente são introduzidos. O objetivo deste estudo foi aplicar considerações biomecânicas básicas para compreender a influência da inclinação dos incisivos superiores e comparar o efeito das forças intrusivas/extrusivas vestibulares e linguais na movimentação dentária. Foram assumidas hipóteses anatómicas e geométricas básicas, ou seja, o comprimento do dente (coroa e raiz), a localização do centro de resistência e a espessura da coroa. A inclinação do incisivo em relação a uma linha perpendicular ao plano oclusal (OP) variou entre -35^0 (retroinclinação) e -45^0 (proclinação). A inclinação 0^0 foi definida como uma posição do dente com seu longo eixo perpendicular ao PO. O momento buco-lingual, para caracterizar o movimento radicular, foi calculado para uma força aplicada perpendicularmente ao OP. Os resultados mostraram que, com o uso do LaO, uma força de extrusão provocou um movimento da raiz para vestibular de uma retroinclinação de 200 até uma proclinação de 45^8 . No LiO, o movimento radicular labial ocorreu apenas quando o dente foi proclinado mais de 200.

Em todas as outras inclinações dentárias, ocorreu o movimento lingual da raiz. O movimento dentário oposto ocorreu quando uma força intrusiva foi aplicada. A aplicação de uma força vertical tem efeitos clínicos diferentes na movimentação dentária com aparelhos vestibulares e linguais. A aplicação de uma força lingual é mais complicada, e seu efeito na movimentação dentária depende da posição do braquete e da inclinação inicial do dente.

Christiana Gioka e Theodore Eliades (2004)3 investigaram exaustivamente as fontes de variação na expressão do binário em aparelhos pré-ajustados. As variáveis relacionadas com as propriedades dos materiais foram sistematicamente analisadas:

• A incapacidade de preencher a ranhura devido à diferença de tamanho entre os fios do arco e a ranhura do bracket.

• Irregularidades do processo de fabrico dos suportes que impedem um encaixe correcto

• Diferenças na rigidez das ligas de arame engatadas na ranhura do suporte.

• Variações entre os valores de binário de suporte reais e comunicados.

• Modos de ligação, todos os quais podem ser responsáveis pelo aumento da folga de terceira ordem ou pelo "jogo" do fio do arco do braquete.

O efeito dessas variações na expressão do torque é discutido, e as inclinações líquidas buco-linguais são fornecidas em função do tamanho e da composição do fio para combinações comuns de slot de braquete e fio de arco. Com base nas evidências disponíveis, propuseram que deveria ser seleccionada uma prescrição de binário elevado para ter em conta a falta de expressão total do binário prescrito que ocorre clinicamente.

(2007)[37] avaliaram a relação entre os dados da medida angular (longo eixo do incisivo até a linha NA) e o ângulo de terceira ordem (TA), de acordo com a descrição de Andrews. Utilizando radiografias laterais, foram avaliadas as angulações dos incisivos superiores e inferiores em relação à linha NA. Estes dados foram comparados com os ângulos de terceira ordem derivados das medições directas do molde dentário, realizadas com um aparelho de registo da inclinação dos incisivos. As medições dos ângulos de terceira ordem registadas a partir dos moldes dentários foram, em média, 16,2+/-5,3 menores do que a inclinação axial de acordo com a linha NA. Existe uma correlação altamente significativa entre o ângulo de Andrews e a inclinação estimada em relação à linha NA. Assim, a inclinação do incisivo pode ser melhor estimada reconhecendo a relação entre o ângulo de torque e a inclinação axial referida à linha NA. As medições de terceira ordem utilizando moldes dentários podem oferecer uma forma simples de obter uma visão objectiva e rápida da inclinação do incisivo.

Jayade at al (2007)[38] avaliaram as magnitudes dos momentos iniciais e subsequentes sequenciais de desactivação de terceira ordem gerados em arcos retangulares torcidos, quer quando os arcos são realmente torcidos antes da inserção nas ranhuras dos braquetes edgewise padrão, quer quando são indirectamente torcidos nas ranhuras pré-ajustadas dos braquetes edgewise modernos, a fim de julgar a sua aceitabilidade biológica, utilizando um modelo de elementos finitos (MEF). Os resultados indicaram que existe a possibilidade de uma torção indirecta em certos procedimentos clínicos. Além disso, os momentos produzidos podem ser bastante elevados, aumentando assim a possibilidade de reabsorção radicular. Os autores concluíram que as torções em arcos rectangulares só podem ser utilizadas quando é necessário um torque recíproco nos dentes adjacentes. Em outras situações, métodos alternativos de torque devem ser considerados.

. Yasinee Sangcheararn e Christopher Ho (2007)[39] procuraram determinar a variação nas relações molares quando as angulações dos incisivos superiores são alteradas numa oclusão de Classe I com overjet e overbite normais. Foram criados tipodontes para simular uma oclusão de Classe I numa base esquelética normal. Os incisivos inferiores foram posicionados normalmente a 92º em relação ao plano mandibular e as angulações dos incisivos superiores foram alteradas de 90º para 130º em 2º incrementos em relação ao plano palatino. As alterações nas relações molares foram medidas a cada 2º de alteração da angulação dos incisivos superiores. Em média, uma alteração de 20o na angulação dos incisivos superiores alterará a relação molar em 1,8 mm. Verificou-se que as alterações nas angulações dos incisivos superiores estão significativamente relacionadas com as alterações na relação molar. As angulações dos incisivos superiores que se desviam significativamente dos valores normais são susceptíveis de resultar em relações dos segmentos vestibulares inferiores às ideais.

Hofmann et al (2007)[40] realizaram um estudo para avaliar o risco de reabsorção radicular. Foram criados modelos individuais de elementos finitos (MEFs) de primeiros pré-molares superiores humanos extraídos, e a distribuição da pressão hidrostática no ligamento periodontal (PDL) desses modelos foi simulada. Um torque lingual contínuo de 3 Nmm e 6 Nmm, respectivamente, foi aplicado in vivo nos dentes acima mencionados. Após a extracção, foram criados MEFs destes dentes com raízes duplas com base em tomografias micro-computadas de alta resolução. Os resultados do exame clínico e das simulações foram comparados usando as raízes idênticas dos dentes. As regiões que mostraram um aumento da pressão hidrostática correlacionaram-se bem com os locais de reabsorção radicular para cada dente. O aumento do torque resultou no aumento das áreas de alta pressão e no aumento das magnitudes da pressão hidrostática, correlacionando-se com as experiências. Assim, se a pressão hidrostática exceder a pressão sanguínea capilar humana típica no PDL, o risco de reabsorção radicular aumenta.

Yasinee Sangchearearn e Christopher Ho (2007)[41], num outro estudo, procuraram determinar a quantidade de variação na sobressaliência e sobremordida que pode resultar de alterações nas angulações dos incisivos superiores e inferiores após o tratamento de extracção do primeiro pré-molar superior em más oclusões de Classe II, utilizando configurações tipodônticas. Concluíram que o tratamento de camuflagem da Classe II com extracções de primeiros pré-molares superiores requer incisivos correctamente angulados para conseguir uma interdigitação do segmento vestibular e uma relação incisiva óptimas. O torque da raiz vestibular e a redução interproximal dos dentes anteriores inferiores devem ser considerados quando os incisivos inferiores estão excessivamente inclinados.

Shpack e colaboradores (2007)[42] examinaram a precisão final da colocação de braquetes em sistemas vestibulares versus linguais e em técnicas de ligação directa versus indirecta. O erro de torque (TqE) e o desvio de rotação (RotD) foram medidos com um triângulo geométrico de torque e um microscópio de fabricante de ferramentas, respectivamente. Os sistemas labial e lingual têm o mesmo nível de imprecisão. A técnica de colagem indirecta foi considerada significativamente (duas vezes) mais precisa do que a técnica directa para todos os dentes, tanto na ortodontia vestibular como na lingual. Isso é válido tanto para TqE quanto para RotD. A TqE encontrada pode causar discrepância transversal (tesoura ou mordida cruzada) juntamente com a desoclusão com dentes antagonistas. A RotD encontrada pode resultar em pontos de contacto interproximais irregulares.

Badawi at al (2008)[43] realizaram um estudo para mensurar a diferença nos momentos de terceira ordem que podem ser gerados pelo encaixe de fios de aço inoxidável de 0,019 X 0,025 polegadas em 2 braquetes autoligáveis ativos (In-Ovation e Speed) e 2 braquetes autoligáveis passivos (Damon2 e Smart Clip). Concluíram que os braquetes autoligáveis activos são mais eficazes na expressão de torque do que os braquetes autoligáveis passivos, como resultado directo do seu clip activo que força o fio para dentro da ranhura do braquete. A faixa de ativação de torque clinicamente aplicável foi maior para os braquetes autoligáveis ativos do que para os braquetes autoligáveis passivos.

Al-Abdwani, Moles e Noar (2009)[44] avaliaram as mudanças na posição cefalométrica dos pontos A e B devido a uma mudança na inclinação incisal causada pelo tratamento ortodôntico. Eles concluíram que a proclinação ou retroinclinação incisal do dente devido ao tratamento ortodôntico resultará em uma mudança na posição do ponto A e uma possível mudança no ponto B no plano horizontal. Embora os resultados tenham sido estatisticamente significativos, a magnitude da mudança foi considerada clinicamente irrelevante. Não há evidências de que as alterações na inclinação incisal afectem a posição dos pontos A e B no plano vertical.

Knosel et al (2009)[45] efectuaram um estudo para investigar se as medições de terceira ordem se correlacionavam com as características dos incisivos linguais observadas nas radiografias. As películas laterais da cabeça de 38 indivíduos não tratados, com oclusão normal, sem abrasões ou restaurações dos incisivos, foram utilizadas para medições de terceira ordem dos incisivos centrais superiores e inferiores e para a avaliação da inclinação de quatro locais adequados para a colocação de braquetes linguais, com referência ao plano oclusal perpendicular. As secções linguais foram determinadas pelas tangentes na fossa incisal (S1), no planalto de transição entre a fossa incisal e o cíngulo (S2), por uma linha construída que vai da ponta incisal ao cíngulo (S3) e por uma tangente na convexidade do cíngulo (S4). Os ângulos de terceira ordem também foram avaliados nos moldes dentários correspondentes, utilizando um medidor de inclinação dos incisivos. As alterações de inclinação de terceira ordem de 0,5 (mandíbula: 0,7) graus podem ocorrer por grau de alteração nos locais mais comuns de aplicação de braquetes localizados na pá lingual (secções S1 e S2). A linha de referência S3 parece ser a menos afectada pela variação inter-individual e pode ser considerada representativa da inclinação da superfície do esmalte lingual. A convexidade do cíngulo (S4) parece aceitável para uma abordagem lingual com fio recto, do ponto de vista do impacto dos erros de colocação do bracket na angulação de terceira ordem. Assim, as alterações de terceira ordem resultantes da variação na colocação do braquete lingual podem ser previstas individualmente após a avaliação radiográfica.

Chung at al (2009)[46] examinaram a influência do torque de terceira ordem no atrito cinético na mecânica de deslizamento envolvendo braquetes autoligáveis activos e passivos. As forças de atrito nas ranhuras dos fios foram quantificadas e comparadas em cinco conjuntos de braquetes e tubos dentro de um segmento dentário posterior simulado com -150, -100, -50, 00, +50, +100 e +150 de torque colocado no braquete do segundo pré-molar; um fio de trabalho foi puxado através das ranhuras. Os autores concluíram que o torque de terceira ordem nos segmentos dentários posteriores pode gerar resistência por atrito durante a retração anterior, com o fio deslizando através das ranhuras do braquete autoligado. Com pequenos ângulos de torque, o atrito é menor com braquetes autoligáveis passivos do que com ativos, mas o desenho do braquete é um fator. As forças de fricção são substanciais, independentemente da ligadura, se o torque da ranhura do fio exceder a folga de terceira ordem.

3 Discussão

O que é o binário?

Nikolai definiu o binário como "O sistema de forças transmitido por e através de um elemento estrutural ou de uma máquina, capaz de produzir um deslocamento rotacional puro em torno de um eixo longitudinal".[47]

De acordo com Thurow, binário e torção são palavras semelhantes que descrevem a torção de uma viga ou fio e os seus efeitos. O binário é a força (tensão) que provoca a torção. A torção é a torção real (deformação) que ocorre no material como resultado do binário.[48]

A força de torque é, portanto, aquela obtida de um fio de mola torcido em seu esforço para se desenrolar e o termo torque é usado para descrever o efeito em um dente quando um fio de arco torcido fornece a força resultante. O binário em si é meramente a torção do fio de arame. A força de torque é criada quando o fio faz um esforço para se destorcer quando engatado nos braquetes do mecanismo.[4] É normalmente quantificada medindo o grau de torção colocado no fio.

Na terminologia ortodôntica, o torque é frequentemente associado às angulações dos eixos longos dos dentes e diz respeito ao posicionamento dos ápices radiculares em relação às coroas. O torque, no que diz respeito à dentição, diz respeito ao movimento e controlo facio-lingual da raiz. Durante o movimento da raiz, o centro de rotação encontra-se no bordo incisal ou no bracket. Rácios de momento/força de 12:1 ou mais resultam em movimento radicular.[49]

Na mecânica ortodôntica típica de edgewise, o torque de terceira ordem é gerado quando, para alcançar o encaixe do braquete, um fio retangular deve ser torcido em torno do seu eixo longitudinal durante o processo de ativação. O "desajuste" passivo de terceira ordem entre o fio e o braquete, como visto numa vista mesio-distal, é criado ou possivelmente aumentado por uma deformação permanente do fio, pelo uso de braquetes pré-torcidos ou por uma combinação dos dois.[47]

Para gerar uma acção de terceira ordem num aparelho de arame redondo, as esporas de torção ou as alças são dobradas ou fixadas ao arco redondo e, como visto numa vista mesial ou distal, são passivamente anguladas para os eixos longos dos dentes a serem deslocados.[47]

A força de torque é designada de acordo com a acção sobre a coroa do dente:

*   *Torque lingual da coroa / Torque labial da raiz*, que tende a inclinar a coroa do dente para lingual e as raízes para labial ou vestibular, conforme o caso.

*   *Torque vestibular da coroa / Torque lingual da raiz*, que tende a inclinar a coroa do dente para vestibular ou para baixo, conforme o caso, e as raízes para baixo.

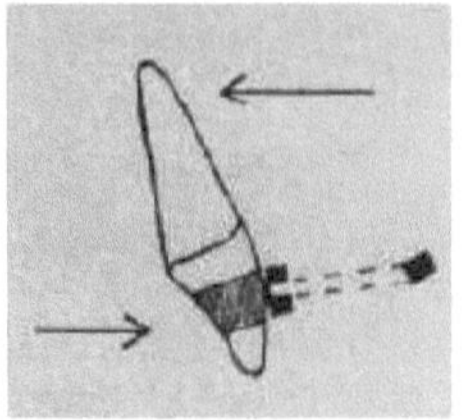 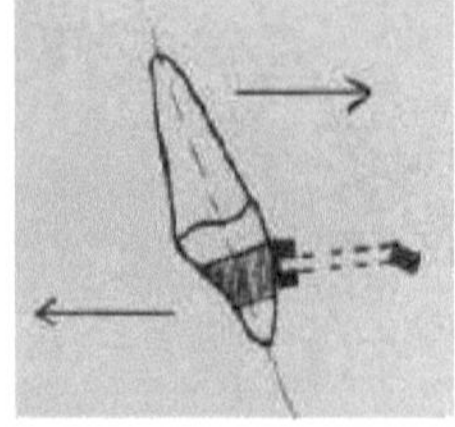

Torque da coroa labial / Torque da raiz lingual Torque da coroa lingual / Torque da raiz labial

O termo torque, portanto, tem dois significados diferentes, mas relacionados, para o ortodontista praticante. Refere-se ao controlo ou alteração da angulação facio-lingual da raiz do dente e também se refere à quantidade de torção aplicada a um fio do arco no encaixe ou activação do bracket.[4]

Avaliação da inclinação labio/bucco-lingual dos dentes

A avaliação da inclinação dos incisivos maxilares e mandibulares é uma parte importante do planeamento do tratamento ortodôntico, bem como da avaliação do progresso do tratamento e da determinação do resultado do tratamento.

A inclinação da coroa é a terceira "chave para a oclusão normal" de Andrew. A inclinação da coroa é expressa em graus positivos ou negativos, representando o ângulo formado por uma linha que está a 90 graus do plano oclusal e uma linha que é tangente ao local do bracket (que está no meio do longo eixo vestibular ou labial da coroa clínica, visto da mesial ou distal).

É registada uma leitura positiva se a porção gengival da linha tangente (ou da coroa) for lingual à porção incisal. Regista-se uma leitura negativa quando a porção gengival da linha tangente (ou da coroa) é labial à porção incisal.[9]

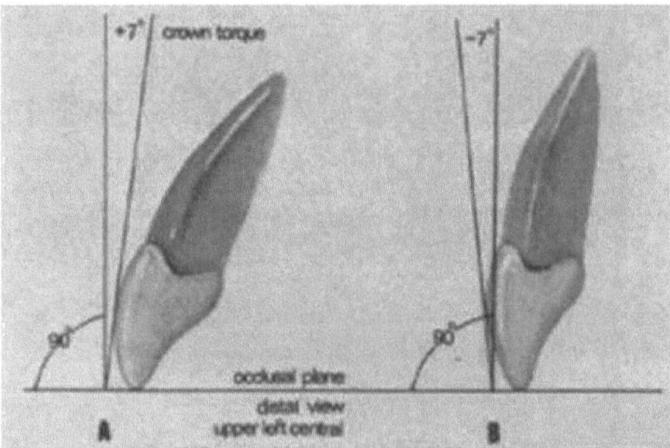

Inclinação da coroa

Estudos do crânio

A caracterização da inclinação axial dos dentes humanos no plano coronal iniciou-se com as teorias sobre a disposição tridimensional dos dentes na arcada dentária de Bonwill, Spee e Monson, levando à descrição da curvatura oclusal como tangente a uma esfera com raio de 4 polegadas.

Dempster e colaboradores, usando crânios seleccionados para a oclusão normal dos dentes, discordaram desta noção. Verificaram que o ângulo de implantação dos molares no alvéolo visto no plano coronal (raízes maxilares e coroas mandibulares inclinadas para lingual) aumentava dos primeiros molares para os terceiros molares, e a extrapolação dos eixos molares não convergia para um ponto comum.[50]

Outros estudos do crânio relataram que um aumento progressivo da inclinação axial dos molares na vista frontal do primeiro para o terceiro molar é uma característica da evolução humana e pode estar relacionado com o padrão facial. Estudos transversais em seres humanos também documentaram uma inclinação axial molar semelhante e sugerem que existem amostras para as quais a curva de Monson parece ser um modelo apropriado para a curvatura oclusal.

A partir desta evolução do pensamento, a noção actual é que a inclinação molar vista no plano coronal (ou seja, o torque molar) existe no esquema oclusal humano com a variabilidade biológica esperada.[34]

Métodos radiográficos

A inclinação dos incisivos tem sido tradicionalmente avaliada através de análises radiográficas cefalométricas laterais.[51]

a. Análise de Down

W B Down mediu a protrusão dos incisivos superiores como a distância entre o bordo incisal do incisivo central superior e a linha do ponto A-pogónio. Esta distância é positiva se o bordo incisal estiver à frente da linha do ponto A-pogónio e indica a quantidade de protrusão dentária maxilar. A leitura é negativa se o bordo incisal se encontrar atrás da linha do ponto A-pogónio e sugerir uma posição retruída dos incisivos superiores. A leitura mínima é de -1,0 mm; a máxima, de +5 mm; e a média, de +2,7 mm.

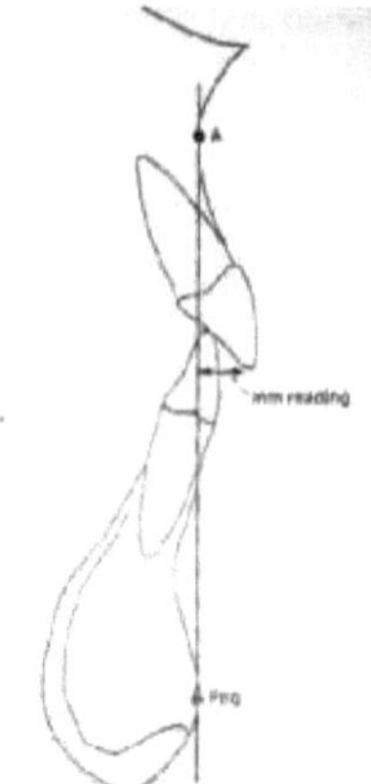

Distância entre o incisivo maxilar e o ponto A da linha do pogónio

Para os incisivos mandibulares, Down mediu o ângulo do plano incisivo-mandibular, que é formado pela intersecção do plano mandibular (linha Gonion - Menton) com uma linha que passa pelo bordo incisal e pelo ápice da raiz do incisivo central mandibular. Este ângulo é positivo quando os incisivos estão inclinados para a frente sobre a base da prótese. A leitura angular mínima é de -8,5 graus; a máxima, de +7 graus; e a média de 1,4 graus.

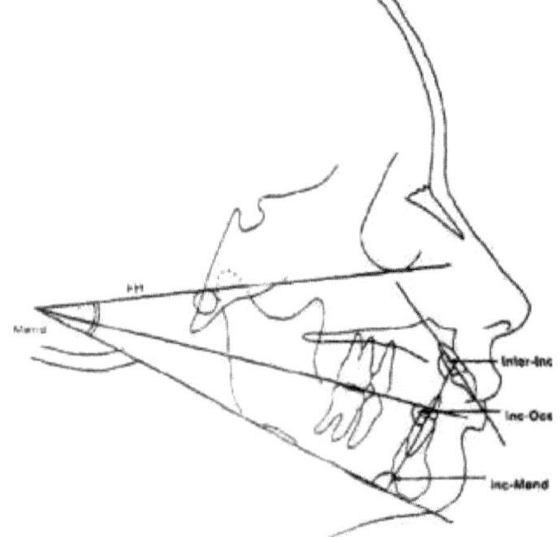

Ângulo do plano incisivo-mandibular

b. *Análise de Steiner S*

De acordo com Cecil Steiner, a localização relativa e a inclinação axial dos incisivos superiores são determinadas pela relação dos dentes com a linha N-A. A leitura do incisivo superior em relação a N-A, em graus, indica a relação angular relativa dos dentes incisivos superiores, enquanto a leitura do incisivo central superior em relação a N-A, em milímetros, fornece informações sobre o posicionamento relativo para a frente ou para trás dos dentes incisivos em relação à linha N-A. Os incisivos centrais superiores devem relacionar-se com a linha N-A de tal forma que o ponto mais anterior da sua coroa esteja 4 mm à frente da linha

N-A e a sua inclinação axial faça um ângulo de 22 graus com a linha. A utilização de parâmetros lineares e angulares na orientação dos incisivos fornece informações relacionadas com a localização do dente antero-posterior à linha N-A e também com a sua angulação.

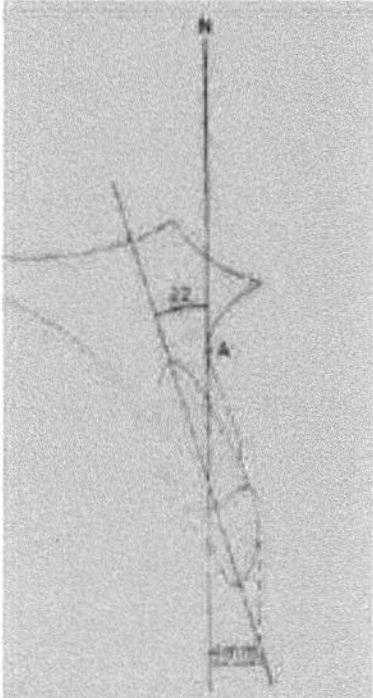

Incisivo maxilar em relação ao ângulo da linha N-A

A localização antero-posterior relativa e a angulação dos dentes incisivos inferiores são determinadas pela relação dos dentes com a linha N-B. A medida do incisivo inferior em relação a N-B, em milímetros, mostra o posicionamento relativo para a frente ou para trás desses dentes em relação à linha N-B. A leitura do incisivo central inferior em relação a N-A, em graus, indica a inclinação axial relativa desses dentes. A porção mais vestibular da coroa dos dentes incisivos inferiores deve estar localizada 4 mm à frente da linha N-B, enquanto a inclinação axial deste dente em relação a esta linha deve ser de 25 graus.

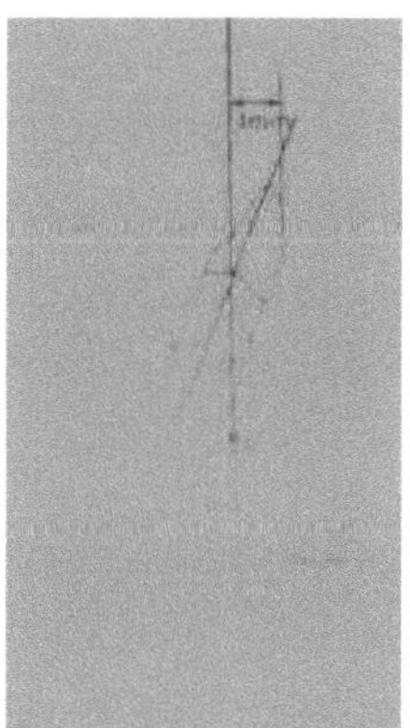

Ângulo entre o incisivo mandibular e a linha N-B

c. *Análise de Ricketts*

Ricketts utilizou a linha ou plano A-Pog, que é referido como o plano da dentadura e é uma linha de referência útil a partir da qual se pode medir a posição dos dentes anteriores. Idealmente, o incisivo inferior deve estar localizado 1,0 mm à frente da linha A-Pog. Esta medida é utilizada para definir a protrusão da arcada inferior. O ângulo entre o longo eixo do incisivo inferior e o plano A-PO (1 para A-PO) deve ser de 28 graus. Esta medida fornece uma ideia da procumbência do incisivo inferior.

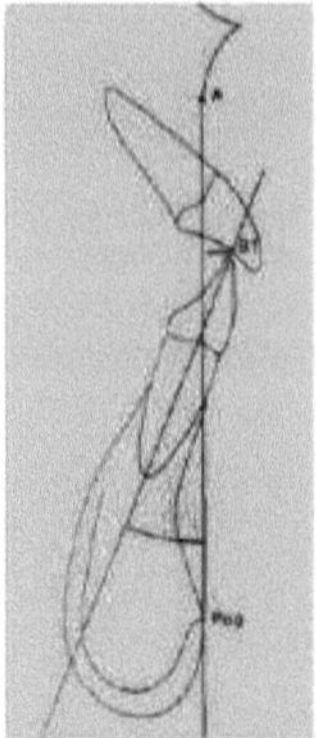

Distância e ângulo entre o incisivo inferior e a linha A-Pogonion

d. A análise de McNamara

McNamara avaliou a posição dos incisivos maxilares relativamente à posição das respectivas bases ósseas. É traçada uma linha vertical através do ponto A, paralela à perpendicular ao násio. A distância do ponto A à superfície facial dos incisivos superiores é medida, sendo a distância ideal de 4 a 6 mm.

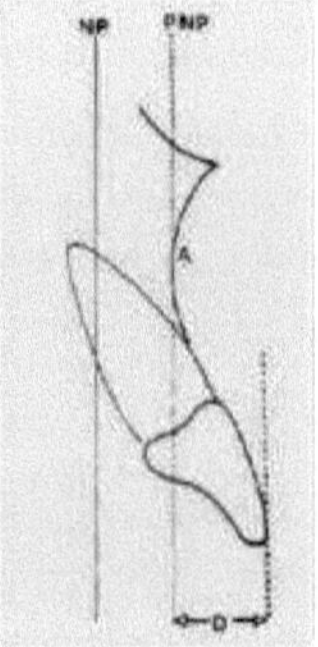

Incisivo maxilar até ao ponto A

A posição do incisivo mandibular é medida entre o bordo do incisivo mandibular e uma linha traçada do ponto A ao pogónio (linha A-Po). Numa face bem equilibrada, esta distância deve ser de 1 a 3 mm.

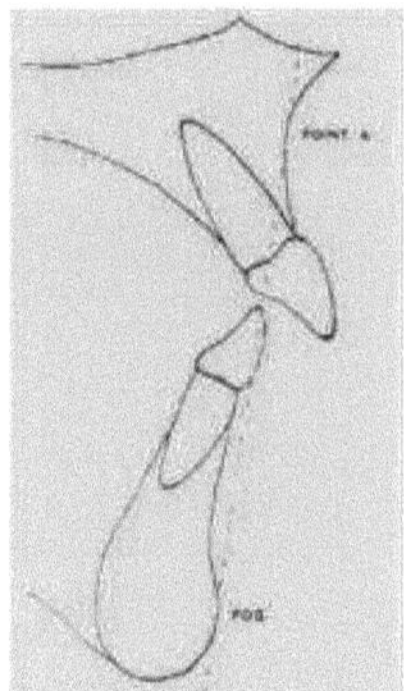

Distância entre o incisivo mandibular e o ponto A da linha do pogónio

e.   *Análise de Rakosi*[48]

De acordo com Rakosi, são efectuadas duas determinações da angulação do incisivo superior.

Para a primeira medição, o longo eixo do incisivo superior (Is1 - Ap1) é estendido até intersectar a linha SN e o ângulo posterior é medido. A média é de 102.° ± 2.°. Até o 7° ano, ele é de apenas 94-100° em média, com a angulação de 102° alcançada apenas 1 ou 2 anos após a erupção. Ângulos maiores geralmente indicam protrusão dos incisivos superiores, ângulos menores indicam incisivos muito verticalizados.

De seguida, mede-se o ângulo anterior entre o longo eixo do incisivo e o plano palatino. O valor médio a partir do 8° ano é de 70° ± 5° (o ângulo posterior é frequentemente medido e, nesse caso, a média é de 110⁰. Um ângulo alargado significa incisivos muito verticalizados, um ângulo mais pequeno do que a média significa protrusão dos incisivos.

Para a angulação dos incisivos inferiores, é determinado o ângulo posterior entre o eixo longo do incisivo {Is1 -Ap1) e o plano mandibular (MP). Este tem um valor médio de 90° + 3°. Do 6° ao 12° ano, o ângulo aumenta de 88° para 94°. Um ângulo largo denota uma protrusão dos incisivos mandibulares, um ângulo mais pequeno do que o normal, incisivos muito verticalizados.

f.   *Análise de Arnett*[53]

William Arnett relaciona o torque do incisivo superior com o plano oclusal maxilar e o torque do incisivo inferior com o plano oclusal mandibular. O torque do incisivo central superior masculino é idealmente 57,8 +/- 3,0 graus e o feminino 56,8 +/- 2,5 graus. O torque do incisivo central inferior masculino é idealmente 64,0 +/- 4,0 e o feminino 64,3 +/- 3,0.

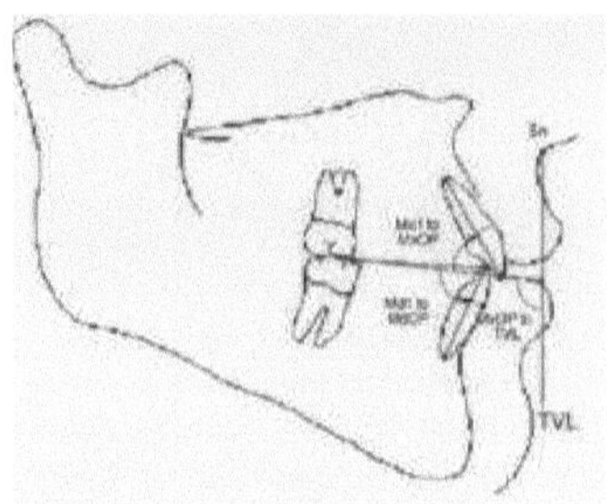

Medidas dentárias de Arnett
Limitações dos métodos radiográficos
A disponibilidade de diferentes planos e métodos de referência, de acordo com diferentes investigadores, confunde de facto a situação.

• É difícil validar uma técnica para avaliar a inclinação da coroa dos incisivos, porque a avaliação radiográfica tradicionalmente utilizada é conhecida por ser menos do que ideal. O desenho de uma linha entre a ponta do incisivo e o ápice pode não reflectir a "verdadeira" inclinação dos incisivos.

• A técnica radiográfica regista normalmente o incisivo mais proeminente, podendo haver sobreposição de dentes e falta de nitidez entre os ápices dos 6 dentes anteriores.

• O registo da inclinação dos incisivos mandibulares está sujeito a variações devido à aposição óssea na sínfise e ao ângulo mandibular. Além disso, o plano maxilar não é uma linha recta, como assumimos ao digitalizar as radiografias cefalométricas laterais. A curva profunda de Spee não é visível nas radiografias porque os dentes se sobrepõem.

• São necessárias radiografias de boa qualidade para facilitar uma medição exacta. Além disso, a derivação das inclinações axiais dos incisivos a partir de uma radiografia cefalométrica lateral está sujeita a erros de digitalização relativamente grandes.

• Além disso, a radiação ionizante pode causar um risco mitótico pequeno mas significativo.

Avaliação utilizando moldes dentários

Os moldes dentários têm sido úteis para avaliar os parâmetros dos dentes e da arcada, a assimetria da arcada e o comprimento da arcada.[54]

a. Andrews utilizou um transferidor feito à medida com um braço de leitura ajustável para medir a inclinação dos dentes. Para representar o plano oclusal de cada arcada, foi utilizado um modelo em forma de arco, construído em plástico rígido e plano, com 2 mm de espessura. O transferidor foi posicionado em ângulo recto em relação a uma linha que ligaria os pontos de contacto das coroas a serem medidas. O braço de leitura do transferidor foi ajustado de modo a ficar paralelo e tangente à FACC no ponto FA e a inclinação foi lida na escala do transferidor.[55]

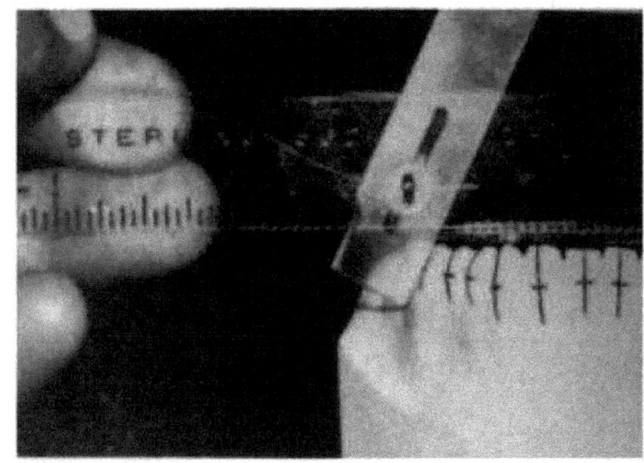

Medição da inclinação da coroa
- Eixo facial da coroa clínica (FACC)
Para todos os dentes, excepto molares, a porção mais proeminente do lóbulo central na superfície facial de cada coroa para molar o sulco vestibular separa as duas grandes cúspides faciais.

- Ponto do eixo facial (FA)
O ponto no eixo facial que separa a metade gengival da coroa clínica da superfície oclusal.

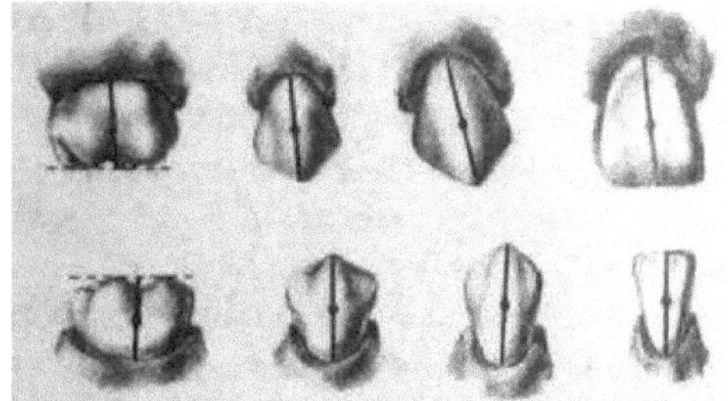

Pontos FACC e FA para cada classe de dentes maxilares e mandibulares

b.   Vardimon et al. conceberam um instrumento especial para a medição do torque. O ângulo a ser medido era formado pela intersecção de uma linha perpendicular ao plano oclusal e uma linha tangente ao meio do longo eixo vestibular ou vestibular da coroa clínica. O medidor do ângulo de torção foi construído a partir de um triângulo geométrico, um fio de prumo a sair do vértice do transferidor e uma peça metálica rectangular fina e plana. A peça metálica estendida foi fixada ao triângulo rectângulo com um lado paralelo à ordenada e o outro alinhado com a abcissa.[18]

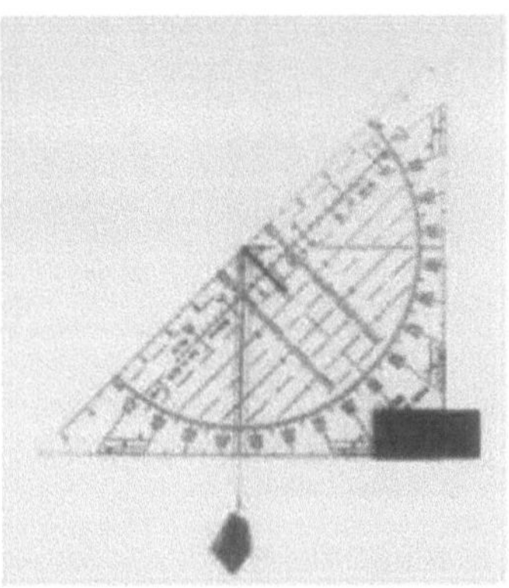

Instrumento Vardimon S para medição de binário

O ângulo de torção de um determinado dente é calculado subtraindo 45° ao ângulo medido. A leitura é feita quando a ordenada do metal rectangular faz um único contacto com o ponto LA, com o fio de prumo a tocar a abcissa triangular sem quebrar a sua integridade plana. O plano oclusal é estabelecido fixando um triângulo isósceles nos seus pontos de definição. Com o auxílio de um paralelómetro, a base do modelo de gesso inferior é traçada com uma linha paralela ao plano oclusal. O modelo inferior é então recortado em relação a esta linha. Posteriormente, a base do modelo superior foi orientada e aparada paralelamente ao modelo inferior.

c.   Ugur e Yukay mediram as inclinações facio-linguais das coroas dentárias em moldes de gesso.
O ângulo de torque a ser medido foi formado pela intersecção de uma linha perpendicular ao plano oclusal e uma linha tangente ao ponto médio do longo eixo vestibular ou vestibular da coroa clínica. Para medir esse ângulo, é necessário medir o ângulo entre a tangente que passa pelo ponto do braquete e o plano oclusal. Este ângulo é denominado ângulo da superfície facial.[27]

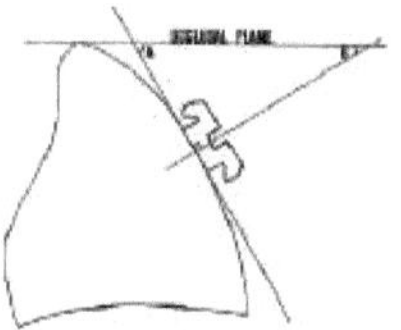

Ângulo facial (A); binário (B =A-900)

Para medir o ângulo da superfície facial, o plano oclusal funcional foi transferido para a base do modelo com o auxílio de um set-up. O plano foi determinado com as pontas das cúspides vestibulares dos pré-molares e primeiros molares inferiores e construído pelo melhor ajuste destes seis pontos no Plexiglas, como se mostra abaixo. A base do modelo inferior foi marcada com uma linha paralela ao plano oclusal e aparada ao longo dessa linha. Em seguida, o modelo superior foi orientado e recortado paralelamente ao inferior, e uma marca representando o ponto do braquete foi colocada em cada dente.

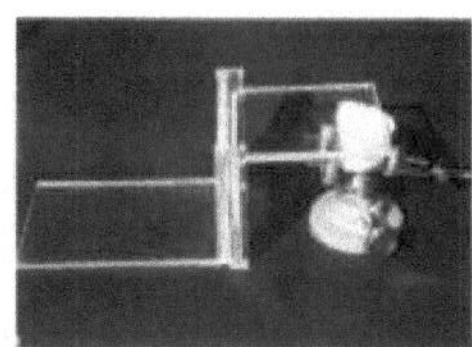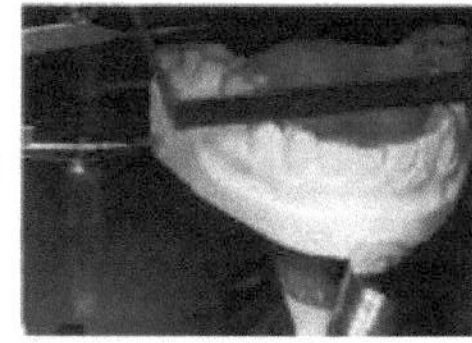

Transferência do plano oclusal

A localização dos pontos de braquetes foi determinada, de acordo com o método de Andrews. Os eixos faciais da coroa clínica (FACC) de todos os dentes, excepto dos segundos e terceiros molares, foram desenhados e o ponto do eixo facial (FA) foi marcado com um compasso com uma precisão de 0,1 mm.

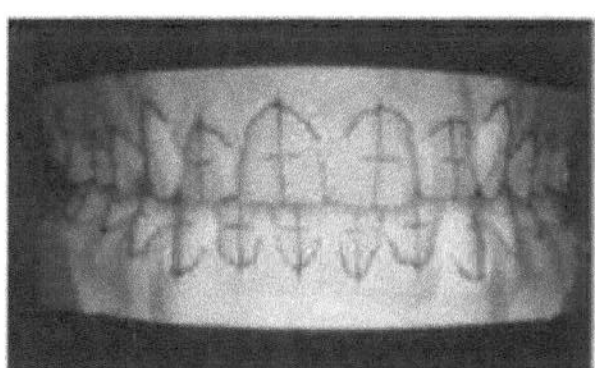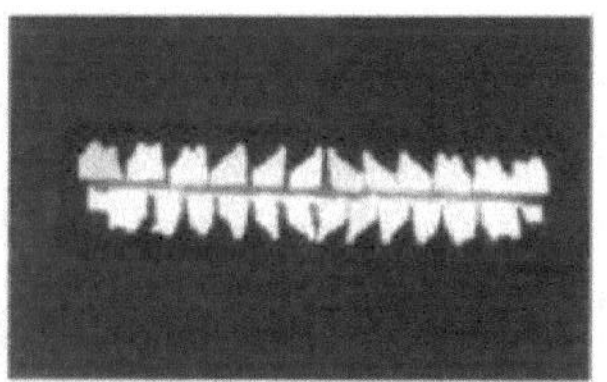

Marcação do ponto FACC, FA e seccionamento dos dentes

Após a marcação do modelo, os dentes foram seccionados com uma serra tico-tico e cortados através do eixo facial de cada coroa clínica. As marcas que representavam a ponta da cúspide ou o bordo incisal, a margem gengival e o ponto do braquete foram cuidadosamente transferidas para as superfícies mesiais das coroas dos dentes e foi tirada uma fotocópia de cada coroa dentária com uma ampliação de 200%. Nas fotocópias ampliadas das superfícies mesiais das coroas, o plano oclusal e a tangente da superfície facial foram desenhados de forma padronizada e o ângulo da superfície facial foi medido. Os valores de torque foram calculados subtraindo 90 ° de cada medição. Os valores positivos representaram o torque da coroa vestibular e os valores negativos representaram o torque da coroa lingual.

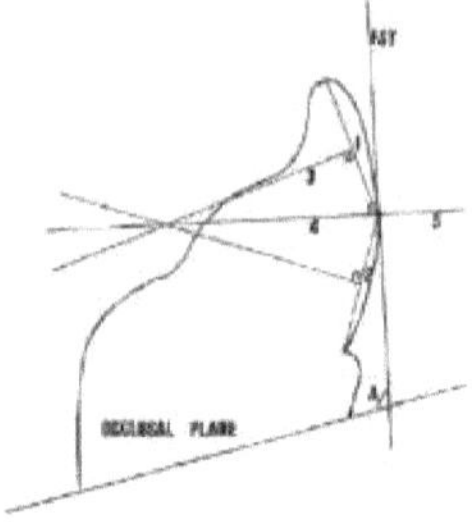

Medição do binário

d.   Ghahferokhi et al. desenvolveram o *"Tooth inclination protractor" (TIP)* - para registar a inclinação da coroa do incisivo.[54]

•   O TIP intra-oral foi desenvolvido para registar a inclinação da coroa dos incisivos maxilares e mandibulares na boca e em moldes dentários. O dispositivo consiste numa plataforma de papel coberta de plástico com um transferidor de papel coberto de plástico de 180° suspenso por baixo. A plataforma é perfurada para receber um fio de aço inoxidável, que pode ser cortado para ficar encostado à superfície vestibular do incisivo, permitindo variações anatómicas na altura da coroa. Por baixo da plataforma, a outra extremidade do fio encosta-se à escala graduada do transferidor. A leitura na escala reflecte a inclinação da face vestibular dos incisivos maxilares e mandibulares em relação aos respectivos planos oclusais.

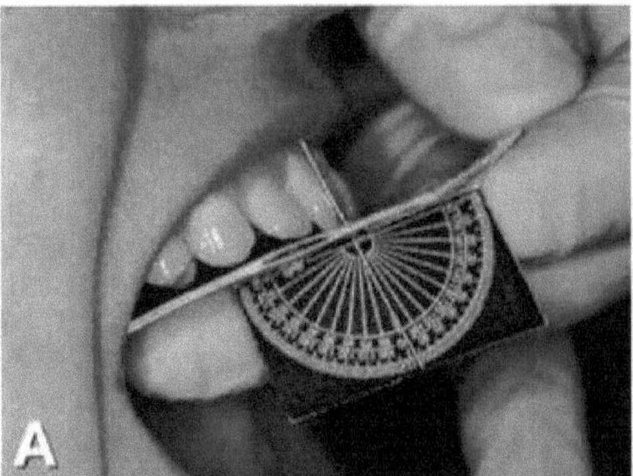

Transferidor de inclinação dos dentes - TIP intra-oral

•   O TIP extra-oral é feito de acrílico e é utilizado como o dispositivo intra-oral. O fio que perfura a plataforma pode ser estendido ou encurtado para ficar encostado à superfície vestibular da coroa do incisivo, para permitir variações anatómicas na altura da coroa. Por baixo da plataforma, a outra extremidade do fio encosta-se à escala graduada do transferidor.

Os procedimentos de registo são semelhantes tanto para os TIP intra-orais como para os extra-orais. A plataforma é colocada contra a superfície oclusal da arcada dentária (correspondente ao plano oclusal). O ponteiro de fio é colocado contra a superfície vestibular da coroa do incisivo na sua bulbosidade máxima, de modo a que os ângulos acima e abaixo do contacto sejam iguais. A inclinação do incisivo é lida a partir da face do transferidor. O TIP extra-oral possui uma plataforma amovível para utilização em arcadas dentárias com uma curva de Spee profunda. Esta plataforma amovível evita o contacto indesejado com os calcanhares ou com os incisivos do modelo dentário.

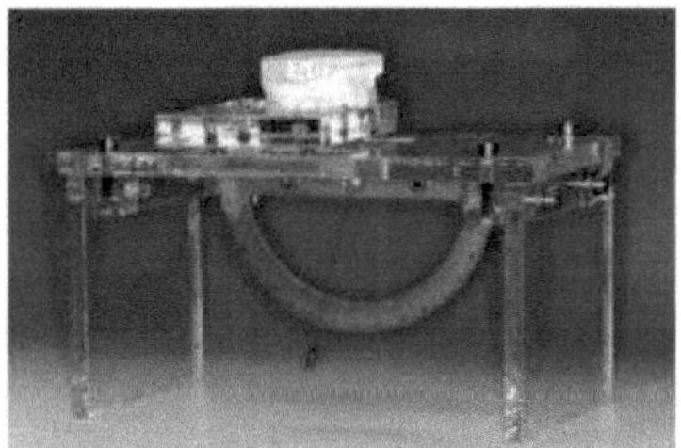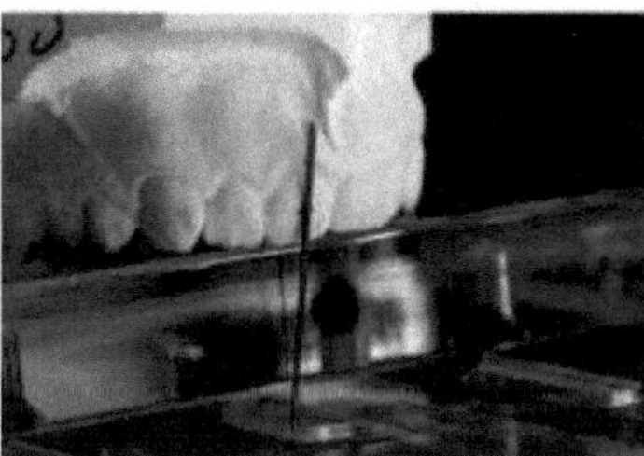

TIP extra-oral

Importância do binário

O binário é provavelmente uma das forças mais importantes e mais potentes em ortodontia. No entanto, por ser a menos discutida, muitas vezes não é completamente compreendida. A habilidade do operador em controlar o torque adequadamente significará a diferença entre um caso artisticamente tratado, que tem toda a beleza estética desejada na prótese acabada, e uma realização de endireitamento dentário comum, que contém muito poucas dessas características desejáveis.

Efeito nas bases apicais

O torque auxilia o ortodontista a promover uma mudança desejável dos pontos A e B, o que, por sua vez, ajuda a promover mudanças faciais desejáveis em seus pacientes. Quando o ortodontista não tem uma compreensão do torque, muitos movimentos dentários adversos resultarão, tornando o tratamento ortodôntico mais difícil e os resultados do tratamento menos desejáveis. Um dos problemas mais frequentemente encontrados é a redução da diferença entre os ângulos SNA e SNB. Para conseguir essa redução, é necessário um movimento corporal dos dentes anteriores. Esse movimento não pode ser realizado sem a aplicação adequada de força de torque.[4]

Holdaway afirmou que: "Na tentativa de tratar a reorientação da base apical, como já foi salientado, manter uma boa inclinação axial vestibular dos incisivos superiores deve ser um dos nossos objectivos. Isto é útil porque a retracção corporal destes dentes afecta uma redução mais acentuada do ângulo SNA do que os meros movimentos de inclinação lingual destes dentes."

Buchin também concluiu que a redução do SNA é muito desejável em casos com discrepância nos pontos A e B e é alcançada empregando uma mecânica forte de Classe II com torque radicular lingual anterior ou torque coronário vestibular.

Recentemente, Al-Abdwani et al. relataram:

• A proclinação ou retroinclinação do dente incisal, devido ao tratamento ortodôntico, resultará numa alteração da posição do ponto A e numa possível alteração do ponto B no plano horizontal. Existe uma associação directa que pode ser usada para relacionar um com o outro.

• Embora os resultados tenham sido estatisticamente significativos, a magnitude da alteração foi considerada clinicamente irrelevante.

• Não há provas de que as alterações na inclinação incisal afectem a posição dos pontos A e B no plano vertical.[44]

Efeito nos dentes

A inclinação buco-lingual correcta dos dentes posteriores e anteriores é considerada essencial para proporcionar estabilidade e uma relação oclusal adequada no tratamento ortodôntico. A inclinação da coroa (inclinação lábio-lingual ou buco-lingual) foi considerada por Andrew como a terceira chave para a oclusão normal. A posição antero-posterior dos incisivos inferiores após o tratamento influencia a plenitude dos lábios e, por conseguinte, também desempenha um papel importante no planeamento do tratamento ortodôntico.

Torque dos dentes anteriores

O torque dos incisivos superiores é particularmente crítico no estabelecimento de uma linha de sorriso estética, orientação anterior adequada e uma relação de Classe I sólida, porque os dentes anteriores com torque insuficiente podem impedir o movimento distal da dentição maxilar anterior.

a. Função oclusal e estabilidade

Dempster e colaboradores estudaram a inclinação do longo eixo dos dentes em dentições normais. Verificaram que todos os dentes estão dispostos num ângulo em relação ao plano oclusal e que cada um tem uma inclinação labio-lingual óptima para desempenhar melhor as suas funções individuais e colectivas.[50]

Os conceitos actuais de oclusão estática ideal baseiam-se nas seis chaves da oclusão normal de Andrews. Andrews afirmou que, se as seis chaves não forem alcançadas, ou surgirá uma discrepância de espaço na arcada dentária ou haverá um compromisso na oclusão.[9]

A terceira chave (inclinação labio-lingual dos dentes em relação ao plano oclusal) pode ter uma implicação significativa nos requisitos de espaço na arcada dentária. Se os dentes do segmento labial superior estiverem retroinclinados, será necessário espaço na arcada para corrigir a sua inclinação, devido ao movimento palatino dos pontos de contacto à medida que os incisivos são torcidos. Andrews ilustrou que, se houver torque insuficiente no segmento vestibular superior, um espaço pode ser evidente distal ao canino superior, enquanto que, se todos os espaços forem fechados, a relação do segmento vestibular pode deixar de ser de Classe I.[32]

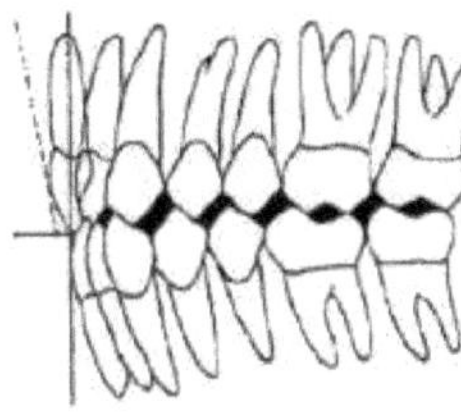 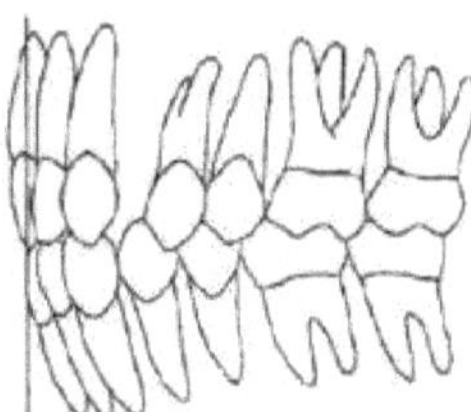

Torque inadequado no segmento labial superior

b.   *Comprimento do arco*

Verificou-se que a inclinação lábio-lingual dos incisivos superiores influencia o comprimento da arcada. Foi demonstrado que os incisivos com inclinação inadequada privam a arcada dentária de espaço.

Com a ajuda de um dispositivo de diagnóstico, Tuverson (1980) demonstrou que, ao aumentar a inclinação dos dentes anteriores superiores verticais, é possível ganhar 1 mm de comprimento adicional da arcada dentária.

Do ponto de vista oclusal, o arco formado pelos bordos incisais dos dentes superiores deve ter um raio maior do que o arco formado pelas partes cervicais das coroas. Se o arco incisal não for maior do que o arco cervical, haverá implicações adversas no comprimento do arco, estéticas e funcionais. A torção lingual da parte cervical da coroa do incisivo é essencial para produzir relações estéticas e funcionais favoráveis.

O efeito da inclinação dos incisivos no comprimento da arcada também depende da forma da arcada. Quando existem dentes grandes, os pontos de contacto estarão mais à volta do arco da secção anterior do fio da arcada, produzindo assim uma forma de arcada comparativamente estreita para estes dentes. Em comparação, quando os incisivos são pequenos, ocuparão efectivamente menos de um arco de círculo e assim os dentes ficarão na parte mais plana da arcada anterior.

Usando um modelo matemático, Hussels e Nanda também demonstraram que os dentes situados num arco grande de um círculo produzem uma alteração proporcionalmente menor no comprimento da arcada. De facto, se a forma da arcada fosse uma linha recta, uma mudança na inclinação não teria qualquer impacto no comprimento da arcada. Portanto, para uma forma de arco fixo, onde os dentes estão em contacto, os incisivos que são grandes na dimensão mesio-distal produzirão uma maior diferença no comprimento do arco para uma dada mudança de inclinação e esta mudança não depende apenas da área de contacto ou da forma do dente.[19]

Um estudo ex-vivo utilizando incisivos acrílicos tipodontes e incisivos naturais concluiu que existe um aumento do comprimento da arcada dentária quando a inclinação dos incisivos superiores acrílicos é aumentada em relação ao plano oclusal. Este aumento não é directamente proporcional ao grau de inclinação. Houve uma grande variação na necessidade de espaço quando se alterou a inclinação dos incisivos naturais, devido à sua grande variedade de forma e tamanho. Todas as alterações de comprimento de arco encontradas nos dentes naturais foram maiores do que as encontradas nos acrílicos. Os incisivos naturais de formato triangular parecem produzir a menor alteração no comprimento do arco para uma determinada mudança na inclinação, enquanto os dentes de lados paralelos produziram uma alteração proporcionalmcntc maior. Os dentes em forma de barril produziram uma quantidade intermediária de alteração. Existe uma grande variação na necessidade de espaço dos dentes dos pacientes quando a sua inclinação é alterada.

Para quantificar esta necessidade de espaço, pode esperar-se uma alteração da ordem de 1 mm quando a inclinação do 21|12 é alterada por cada 5 graus para um conjunto "médio" de incisivos. No entanto, a quantidade exacta varia com a forma e o tamanho dos incisivos. Esta tolerância deve ser incluída numa análise do espaço quando se planeia o tratamento para um doente.[32]

c. Tratamento de camuflagem de classe II

O planeamento do tratamento de camuflagem da Classe II envolvendo a extracção dos primeiros pré-molares superiores deve considerar o efeito das compensações dos incisivos superiores e inferiores na oclusão. Uma característica comum associada a este tratamento é a proclinação dos incisivos inferiores e o torque palatino insuficiente da raiz dos incisivos superiores. Isto pode resultar numa sobremordida e sobressaliência insuficientes, num fecho incompleto do espaço de extracção ou numa inter-cuspidação deficiente do segmento vestibular. A angulação final dos dentes incisivos superiores e inferiores deve ser considerada se se pretender obter uma relação satisfatória do segmento vestibular com sobressaliência e sobremordida normais.

As oclusões anterior e posterior não são mutuamente exclusivas e, por isso, o esquema oclusal global pode ser afectado por alterações em qualquer parte da arcada dentária. Além disso, as alterações do comprimento da arcada e da coordenação das arcadas superior e inferior podem ser significativamente afectadas por uma atenção inadequada aos detalhes da angulação de segunda e terceira ordem. Uma mudança de 20 graus na angulação da IU alterará a relação molar numa média de 1,8 mm se o overjet e a sobremordida permanecerem inalterados. Embora esta quantidade seja relativamente pequena, é evidente que o torque radicular tem o potencial de afectar significativamente o esquema oclusal global através desta alteração no comprimento da arcada. Por exemplo, casos de Classe II terminados com torque radicular UI palatino insuficiente resultarão numa diminuição do comprimento total da arcada superior. Nesses casos, em que o overjet e a sobremordida são terminados dentro da faixa normal, o efeito de IUs incorretamente anguladas pode ser observado posteriormente como uma intercuspidação dos segmentos vestibulares menor que a ideal.

d. Angulação da coroa e da raiz

A angulação coronorradicular dos dentes também deve ser considerada, especialmente nas más oclusões de classe II divisão 2, que exibem angulações coronorradicular do incisivo central superior significativamente diferentes das outras classes de má oclusão. A inclinação axial da coroa é uma melhor medida da posição do incisivo e da determinação dos requisitos de torque da raiz do incisivo quando se observa a flexão do incisivo.

e. O efeito roda de vagão

Andrews discutiu um factor muito importante que envolve as implicações clínicas da ponta e do binário, ou seja, a angulação e a inclinação, e a forma como afectam colectivamente as coroas anteriores superiores e a oclusão total. Como a porção anterior de um fio de arco rectangular superior é torcido lingualmente, ocorre uma quantidade proporcional de inclinação mesial das coroas anteriores. É frequente sentir-se que se está a perder terreno na ponta quando se aumenta o torque anterior.[9]

Para melhor compreender a mecânica envolvida na ponta e no torque, podemos imaginar um arco rectangular não dobrado com fios verticais soldados a 90 graus, espaçados para representar os incisivos centrais e laterais superiores. À medida que a porção anterior do arco é torqueada lingualmente, os fios verticais começam a convergir até se tornarem os raios de uma roda quando o arco é torqueado a 90 graus.

O rácio é de aproximadamente 4:1. Isto é, para cada 4 graus de torque lingual da coroa, há 1 grau de convergência mesial da porção gengival das coroas central e lateral. Por exemplo, como em C, se o fio do arco é torcido lingualmente 20 graus na área dos incisivos centrais, então haveria um resultado de - 5° de convergência mesial de cada incisivo central e lateral. Como a ponta distal média dos incisivos centrais é de +5°, seria então necessário colocar +10 graus de ponta distal no fio da arcada para conseguir uma ponta distal clínica de +5 graus da coroa.

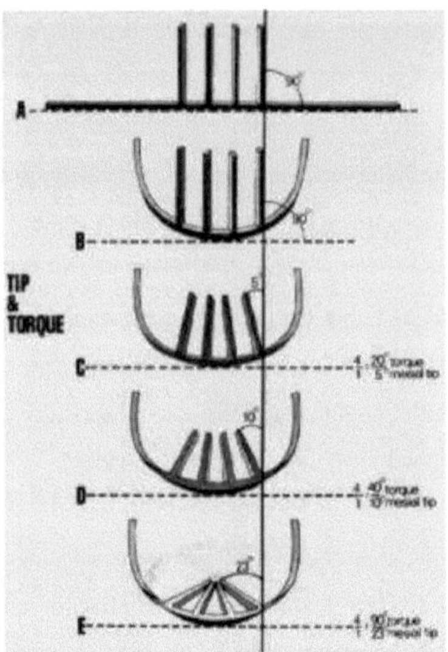

Ilustração de Andrews do "efeito roda de carroça"

Andrews sugeriu que este problema mecânico pode ser muito facilitado se a ponta e o torque forem construídos nos braquetes e não no fio do arco.

Assim, as angulações incorrectas dos incisivos podem ser um contribuinte significativo, e talvez mais frequente, para a presença de um segmento bucal e/ou relação anterior deficientes.

Uma consideração bio-mecânica importante durante o tratamento é o estabelecimento de um torque adequado da raiz palatina UI antes da redução do overjet.[41]

Torque dos dentes posteriores:

Na dentição adulta, o torque lingual da coroa do molar inferior aumenta progressivamente do primeiro para o terceiro molar. O torque da coroa vestibular do molar superior aumenta progressivamente do primeiro para o terceiro molar.

- Largura do arco

Segmentos posteriores subtorcidos têm um efeito constritor na arcada maxilar, pois não permitem uma relação adequada entre cúspide e fossa entre os dentes superiores e inferiores. Também parece haver uma relação entre o tipo facial e a inclinação dos molares inferiores. Ou seja, indivíduos com ângulos do plano mandibular mais altos, alturas faciais mais baixas e mais longas e forças de mordida reduzidas, parecem ter arcadas mais estreitas e molares posicionados mais verticalmente (eretos). Além disso, o desenvolvimento da dentição adulta envolve alterações na largura da arcada durante as duas primeiras décadas de vida, que afastam as coroas dos molares emparelhados em ambas as arcadas.[34]

O torque da coroa molar e a largura da arcada inter-molar foram medidos em 36 indivíduos não tratados com oclusão de Classe I do Iowa Facial Growth Study em idades aproximadas de

7,5, 10,3, 12,9, 16,5 e 26,4 anos.

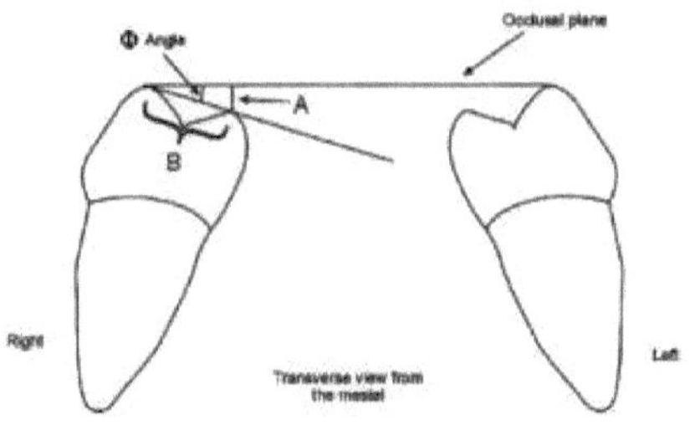

*Medição do torque molar. **A**: distância da diferença da altura das cúspides em relação ao plano oclusal*

*medida com um calibre personalizado. **B**: distância entre as cúspides vestibular e lingual medida com*

um paquímetro.

O principal achado deste estudo é que os molares superiores erupcionam com torque coronário vestibular e verticalmente para lingual com a idade, enquanto os molares inferiores erupcionam com torque coronário lingual e verticalmente para vestibular com a idade. Este facto ocorre à medida que as arcadas aumentam de largura na região molar.[34]

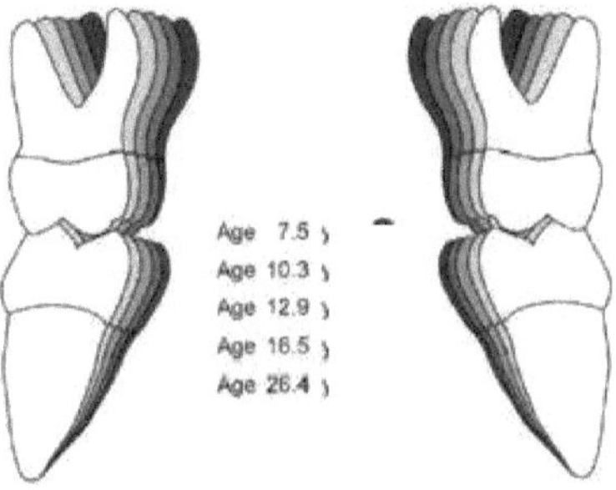

ano - ano © ano© ano© ano© ano©

Alterações médias na orientação dos primeiros molares entre os 7,5 e os 26,4 anos de idade, conforme observado na

vista frontal. Os molares superiores estão verticalizados lingualmente em 3,3° e a largura inter-molar superior

aumenta em 2,8 mm. Os molares inferiores são verticalizados em 5,0° e a largura inter-molar da mandíbula

aumenta em 2,2 mm.

Isto mostra que, enquanto a largura inter-molar está a aumentar, os molares superiores e inferiores estão a inclinar-se em direcções opostas no plano coronal. Este facto sugere que os ápices radiculares dos molares superiores sofrem uma maior alteração de largura do que as coroas dos dentes.

• *Função*

Os seres humanos mastigam unilateralmente e a forma do padrão mastigatório (após a incisão do alimento) é descrita como elíptica e em forma de gota quando avaliada a partir do plano frontal. Uma vez que a mandíbula do lado de trabalho circunda para dentro num ângulo de -20 a -35 graus (dependendo das características de mastigação de um indivíduo durante a mastigação), os molares posteriores da mandíbula também têm de estar inclinados lingualmente num ângulo semelhante para melhor receberem uma direcção de força para dentro. Portanto, faz sentido que os primeiros molares inferiores sejam inclinados lingualmente, para que não haja uma interferência funcional iminente com os dentes posteriores superiores. Além disso, este desenho permite que o alimento mastigado seja direccionado para dentro, em direcção à língua, em vez de para fora, em direcção às bochechas, assegurando uma mastigação mais eficiente.[56]

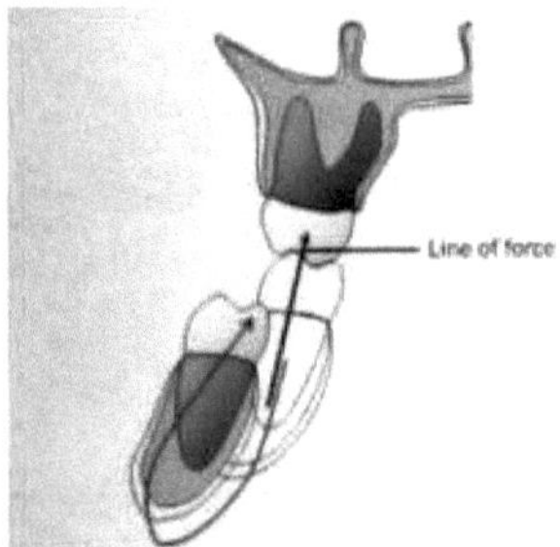

Movimento para dentro e movimento da mandíbula do lado direito de trabalho durante a fase de trituração da mastigação

Ao estudar a anatomia dos aspectos laterais do corpo mandibular, pode ver-se que a mandíbula humana está perfeitamente desenhada e concebida para exercer as suas forças mastigatórias num ângulo de ataque lingual para dentro, de aproximadamente -30 graus, conforme regido pelo padrão de mastigação unilateral e elíptico evidente no homem. O sistema mastigatório humano é complexo, mas, apesar disso, foi inequivocamente concebido para produzir e receber forças oclusais num vector para dentro (lingual) e não num vector vertical recto, para cima e para baixo.

Os primeiros molares superiores (coroas da superfície facial) também têm uma inclinação lingual (-9 graus), com os primeiros molares inferiores mais inclinados do que os primeiros molares superiores, numa proporção de aproximadamente 3:1. Uma possível explicação para este facto é que, durante a trituração, a mandíbula (e os dentes mandibulares) ataca os dentes maxilares num ângulo para dentro; por conseguinte, os dentes posteriores maxilares (coroas) adaptaram-se funcionalmente para melhor receber forças numa direcção para dentro e evitar quaisquer interferências oclusais. É de notar que os eixos longos dos primeiros molares superiores (ou seja, as raízes) estão ligeiramente inclinados para vestibular para suportar e dissipar biomecanicamente as forças de carga internas da mandíbula.

O American Board of Orthodontics afirma que, "Para estabelecer uma oclusão correcta na máxima intercuspidação e evitar interferências de equilíbrio, não deve haver uma diferença significativa entre as alturas das cúspides vestibulares e linguais dos molares e pré-molares superiores e inferiores." A verticalização dos molares que se verificou naturalmente durante o crescimento normal apoia os critérios da Direcção. Esses achados, portanto, justificam o objetivo de alcançar dentes posteriores verticalizados durante o tratamento ortodôntico.[34]

- *Estabilidade*

Existe um forte argumento e evidência de apoio de que as dimensões transversais inter-caninos mandibulares e, até certo ponto, inter-molares, são de certa forma imutáveis e estáveis (com uma ligeira redução com a idade), e qualquer expansão apreciável está condenada à recidiva (a não ser, claro, que esta possa ser contrariada pela retenção ao longo da vida). Estudos demonstraram que a largura inter-caninos mandibulares, ao contrário da largura inter-molares, é capaz de suportar apenas um ligeiro aumento (uma média de 0,5 mm). A expansão da sutura palatina maxilar é claramente uma excepção. Assim, não faz muito sentido expandir os dentes posteriores da mandíbula para, eventualmente, fazê-los recair para uma dimensão de arco pré-tratamento e/ou uma inclinação de aproximadamente -25 a -30 graus.[56]

Importância do torque na estética do sorriso

A maioria dos ortodontistas está familiarizada com o facto de que um torque radicular lingual demasiado pequeno dos incisivos centrais superiores durante o tratamento terá um efeito estético negativo na maioria dos pacientes. Em parte devido a uma reflexão diferente da luz que entra, os pacientes com uma inclinação óptima da coroa do incisivo são considerados mais atraentes do que os pacientes que terminam o tratamento ortodôntico com grandes ângulos inter-incisais. A base de evidências sobre qual é a inclinação estética mais desejável da coroa labio-lingual dos caninos, pré-molares e molares superiores é limitada.

Tal como discutido e ilustrado por Zachrisson, a plenitude do sorriso deve ser procurada através do ajuste do torque da coroa clínica dos caninos e pré-molares superiores para a sua aparência mais estética em diferentes tipos de rosto, em vez de através de "heroísmos sem extracção" ou expansão lateral desnecessária e inclinação labial da dentição maxilar.[57]

É oportuna uma discussão sobre o torque óptimo da coroa numa perspectiva estética para dentes individuais[49] :

Caninos maxilares

Existe uma grande variação na inclinação labio-lingual dos caninos superiores entre os pacientes.

• A inclinação labio-lingual preferida da coroa do canino maxilar, do ponto de vista estético, na maioria dos casos, é relativamente vertical.

• As assimetrias pré-tratamento na inclinação da coroa entre os caninos direito e esquerdo permanecerão após a terapia ortodôntica se não forem tomadas medidas intencionais para as corrigir. Tais ajustes podem envolver o uso de dobras individuais do fio da arcada em diferentes períodos de tempo durante o tratamento, ou possivelmente pelo uso de aparelhos feitos sob medida, especificamente projetados para as necessidades individuais de cada paciente.

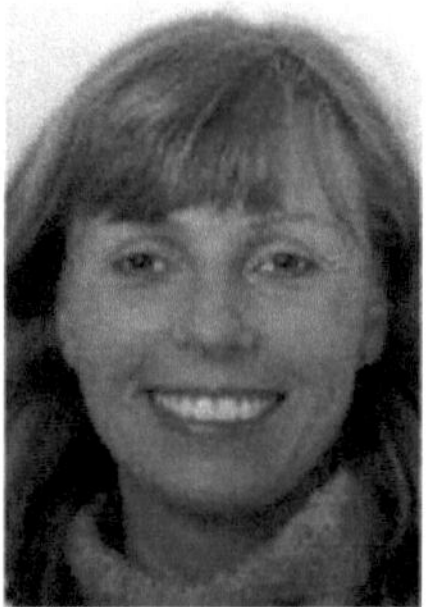

A inclinação lingual excessiva do canino superior direito perturbou a harmonia e a suavidade da curva de exposição do dente da frente para trás; deve ser activamente corrigida durante o

tratamento.

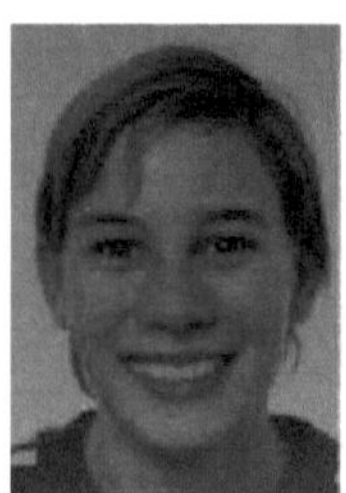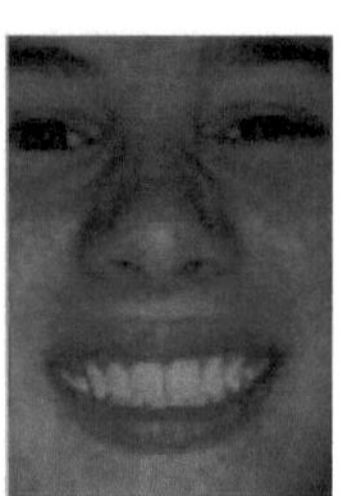

Assimetria na inclinação da coroa dos caninos superiores com inclinação lingual excessiva no lado direito

lado direito, o que é esteticamente desejável

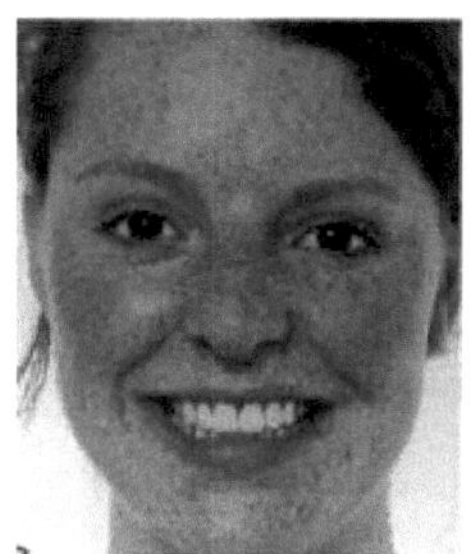

Pré-molares inclinados para a direita que estão quase escondidos por detrás dos caninos para cima, fazendo com que o
sorriso pareça estreito.

Primeiro e segundo pré-molares do maxilar

Os pré-molares com uma posição vertical produzirão um sorriso mais largo do que os pré-molares que estão inclinados para a língua. Particularmente quando o tratamento ortodôntico resulta em alguma inclinação lingual dos pré-molares superiores por detrás dos caninos superiores direitos, o sorriso torna-se indesejavelmente estreito nos segmentos posteriores e não atinge uma plenitude óptima.

Por esta razão, o torque da coroa do primeiro e segundo pré-molares esteticamente preferível para a maioria dos pacientes é de cerca de 0°. Para pacientes com uma base apical maxilar larga, podem ser desejáveis alguns graus de torque lingual da coroa. Para pacientes com uma base apical pequena, coroas de pré-molares verticais ou mesmo alguma inclinação labial da coroa podem produzir uma boa apresentação das suas dentições.

No que diz respeito ao tamanho do maxilar, quanto mais pequena for a base apical, mais inclinação labial pode ser dada aos caninos e pré-molares para permitir um sorriso mais largo.

Primeiros molares superiores

Apenas uma pequena percentagem da população mostra os primeiros molares superiores quando sorri. Para estes pacientes, os molares devem ser relativamente rectos de modo a contribuir para um sorriso completo.

Caninos mandibulares

O resultado óptimo do tratamento ortodôntico no que diz respeito aos caninos mandibulares é alcançar:

- Posições relativamente verticalizadas quando vistas de frente
- Simetria de inclinação da coroa bi-lateral

Os caninos mandibulares verticalizados, em vez de inclinados para lingual, permitem um maior torque da coroa vestibular dos caninos superiores, produzindo um sorriso mais amplo. Muitos aparelhos pré-ajustados colocam o torque lingual da coroa nos caninos inferiores, o que parece indesejável tanto do ponto de vista estético como funcional. Particularmente quando os caninos inferiores são inclinados para lingual antes do início do tratamento ortodôntico, os aparelhos com torque lingual de coroa incorporado tendem a produzir uma inclinação lingual excessiva dos caninos. Uma prescrição de torque do canino mandibular que induza algum torque labial da coroa (torque lingual da raiz) irá neutralizar esses efeitos colaterais.

Pré-molares e molares mandibulares

Um efeito colateral comum do tratamento ortodôntico de rotina, tanto com aparelhos pré-ajustados quanto com aparelhos edgewise padrão, é que as coroas dos dentes posteriores mandibulares tendem a inclinar-se para lingual. Isso é indesejável não apenas do ponto de vista estético, mas também por razões funcionais. Se os pré-molares e molares inferiores recebem um torque lingual acentuado da coroa, os dentes superiores entram em oclusão com as cúspides linguais pendentes. Essa disposição pode causar interferências no lado de balanceio dos movimentos laterais da mandíbula. Esse efeito colateral pode ser evitado por meio de observação clínica cuidadosa e dobragem do fio da arcada e/ou pelo uso de attachments sem torque para os dentes posteriores da mandíbula, incluindo os segundos molares.

Biomecânica do binário

A biomecânica é o estudo da mecânica tal como ela afecta os sistemas biológicos. É a aplicação da mecânica à biologia do movimento dentário.

A cascata biológica de eventos que resulta na remodelação óssea e na movimentação dentária ortodôntica começa com a ativação mecânica de um aparelho ortodôntico. Os sistemas de forças produzidos pelos aparelhos ortodônticos, que consistem em forças e momentos, deslocam os dentes de uma forma previsível e controlável. Ao variar a proporção entre o momento e a força aplicada aos dentes, o ortodontista pode regular o tipo de movimento dentário experimentado.[58]

Movimento da raiz

Se o centro de resistência estiver 10 mm apicalmente ao braquete, uma força sozinha produzirá um momento que é 10 mm vezes a magnitude da força. Quando o contra-momento aplicado intencionalmente num braquete é mais de 10 mm vezes a magnitude da força aplicada, o dente move-se na direcção da força mas a coroa inclina-se na direcção oposta. O par aplicado mais do que anula esta tendência para inclinar, mas o centro de resistência continua a mover-se na direcção da força, enquanto a coroa não. Uma relação momento/força aplicada de cerca de 12/1 resultará em movimento da raiz enquanto a coroa do dente permanece relativamente estacionária. O dente parece ter girado em torno de sua coroa.[58]

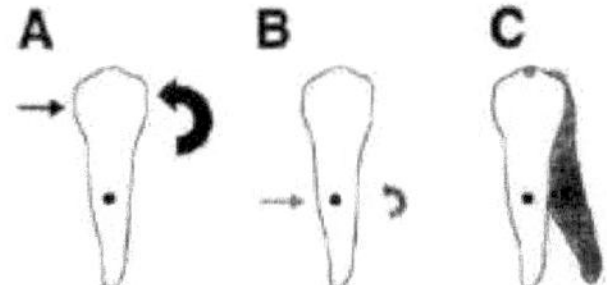

Movimento da raiz: O sistema de forças aplicado (A). O sistema de forças equivalente no centro

de resistência (B). O movimento dentário previsto com um centro de rotação na coroa

(C).

O movimento da raiz no tratamento ortodôntico é frequentemente descrito como torque. Rácios de momento/força de 12:1 ou mais resultam em movimento radicular.[49]

Na mecânica ortodôntica típica de edgewise, o torque de terceira ordem é gerado quando, para alcançar o encaixe do braquete, um fio retangular deve ser torcido em torno do seu eixo longitudinal durante o processo de ativação. O "desajuste" passivo de terceira ordem entre o fio e o braquete, como visto numa vista mesio-distal, é criado ou possivelmente aumentado por uma deformação permanente do fio, pelo uso de braquetes pré-torcidos ou por uma combinação dos dois.

Para gerar uma acção de terceira ordem num aparelho de arame redondo, as esporas de torção ou as alças são dobradas ou fixadas ao arco redondo e, como visto numa vista mesial ou distal, são anguladas passivamente para os eixos longos dos dentes a serem deslocados.[47]

Mecânica do movimento das raízes com a técnica de Begg[59]

Alguns operadores têm-se interrogado sobre a possibilidade de obter uma relação M/F elevada, necessária para os movimentos de raiz, utilizando os auxiliares de torção e as molas de endireitamento Begg. Os auxiliares e as molas ainda mais leves empregues no Begg Refinado podem aumentar esta apreensão. No entanto, um exame cuidadoso das forças geradas pelo auxiliar de torção e pelas molas de endireitamento em relação à força elástica leve Cl.II ajudará a dissipar esta apreensão. Os valores das forças são apresentados no quadro seguinte.

	Wire	Horizontal		Vertical
		Lateral	Central	
	0.010"	14	19	11
4 Spurs	0.012"	26	30	19
	0.014"	48	53	23
	0.016"	96	103	77
	0.010"		22	14
2 Spurs	0.012"		42	20
	0.014"		64	28
	0.016"		8	78

Forças geradas (em gramas) pelos

auxiliares de torção de quatro e de dois dentes

com 5 mm de comprimento.

O auxiliar normalmente utilizado é o fabricado em arame premium plus de 0,012" para uma combinação de alta elasticidade e resiliência. Embora as forças produzidas por este auxiliar sejam baixas, os momentos gerados por estas forças são suficientes porque o braço de momento é muito maior num auxiliar de torção do que num fio de arco rectangular torcido para efeito de torção, como se mostra abaixo.

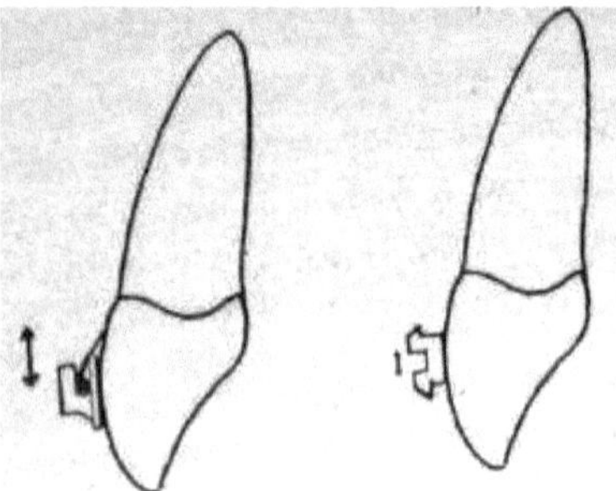

Efeito de torção com um auxiliar de torção versus um fio de borda

É de notar que as forças produzidas por um auxiliar de torção de 4 dentes fabricado em arame de 0,012" são aproximadamente o dobro das forças produzidas por um MAA fabricado em arame de 0,009". Por outras palavras, a relação M/F para os movimentos radiculares é cerca do dobro da utilizada na inclinação controlada durante as fases iniciais.

Como Nikolai salientou, são necessários momentos maiores para os movimentos radiculares mesio-distais do que para os movimentos radiculares buco-linguais, uma vez que a força de retenção para os primeiros é maior devido ao contacto mesio-distal da coroa.[47] Assim, as forças produzidas pelo auxiliar de torção são menores do que as forças geradas pelas molas de verticalização nos mesmos dentes individuais.

É preciso lembrar que a acção das molas de endireitamento e dos auxiliares de torção se exerce nos três planos: sagital, vertical e transversal. Estas reacções indesejáveis devem ser cuidadosamente controladas e neutralizadas.

Considerações de engenharia para o binário

Nikolai definiu "binário" como o sistema de forças transmitido por e através de um elemento estrutural ou de uma máquina, capaz de produzir um deslocamento rotacional puro em torno de um eixo longitudinal.

A resultante de um sistema de forças de torção é um par; por isso, os termos "binário" e "par" são por vezes utilizados indistintamente. No entanto, em sentido estrito e no contexto típico da engenharia, o binário é o termo mais correcto para descrever um sistema de forças distribuídas transportado por um "veio" de um local para outro dentro de uma estrutura ou máquina.[47]

Eixo

Na terminologia de engenharia, um "veio" é um membro delgado que fornece meios mecânicos através dos quais, através do movimento de rotação em torno de um eixo, a potência pode ser transmitida de um local para outro.

Fios em torção

Um fio redondo em torção pode ser visto como uma cadeia de discos planos que são rodados ligeiramente uns sobre os outros. Cada secção do fio permanece perfeitamente plana quando o fio é torcido, de modo que uma série de círculos desenhados à volta do fio mantém a sua forma circular plana.[48]

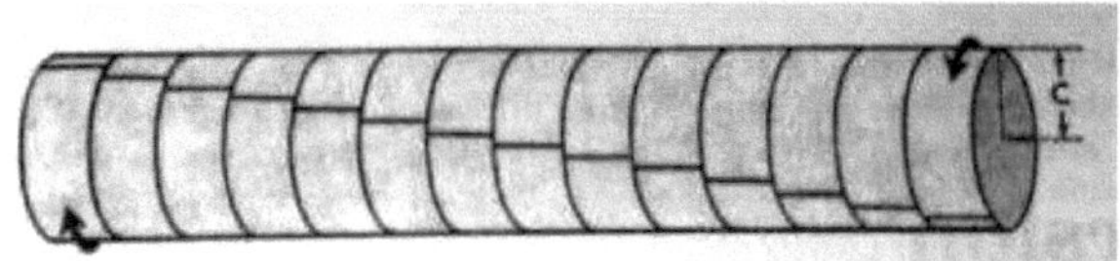

A tensão de torção tende a fazer deslizar um "lado" do fio em relação a outro.

O efeito é de cisalhamento puro, sem tensão ou compressão. Não há distorção de nenhuma

destas secções circulares individuais; o fio mantém a sua forma exterior original.

Espera-se que a relação de terceira ordem de um fio de arco rectangular nas ranhuras do braquete edgewise forneça controlo sobre as raízes. Esta relação entre o fio do arco e a ranhura do braquete é alterada de duas maneiras: o operador pode realmente torcer o fio do arco quando usa braquetes edgewise padrão, ou o fio do arco pode ser indiretamente torcido pelo torque embutido nos braquetes edgewise pré-ajustados.

As secções transversais de um fio rectangular sob torção sofrem uma deformação como a mostrada abaixo. As alterações reais tornam-se muito complexas, mas um efeito limitador relativamente pequeno na gama de trabalho de um fio rectangular é o seu único efeito pertinente.

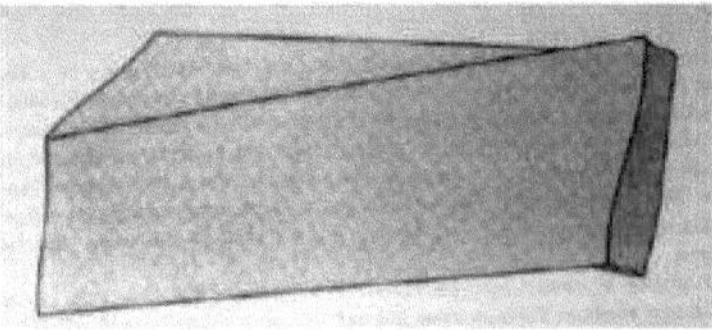

A torção de um fio rectangular provoca uma distorção da superfície e da secção transversal.
secção

Efeito da secção transversal na torção
Gama

A distância à fibra extrema (c) é o factor determinante do alcance sob torção. Para fios redondos, c é metade do diâmetro em ambos os casos. Para fios rectangulares em torção, c é a distância do centro do fio a um canto exterior em vez de a um dos lados. O alcance em torção é proporcional ao diâmetro dos fios redondos e à diagonal dos fios rectangulares.

Rigidez

A rigidez na torção é proporcional ao momento polar de inércia. O momento é determinado em torno do centro da secção em vez do diâmetro (a fatia de um fio redondo é girada como um disco de fonógrafo num prato giratório em vez de transversalmente). O momento polar de inércia é normalmente identificado pelo símbolo "J". A espessura e a largura afectam a rigidez na proporção directa do seu efeito no momento de inércia, pelo que a rigidez na torção é também proporcional à quarta potência do diâmetro para os fios redondos. Para fios rectangulares, não há distinção entre espessura e largura na torção.

Força

A resistência dos fios à torção depende do módulo de secção polar, que se baseia no momento de inércia polar. Para fios redondos, a resistência é proporcional ao cubo do diâmetro. Para os fios rectangulares, as comparações são melhor efectuadas com base nos valores do módulo de secção polar.

Efeito do comprimento na torção
Força

O comprimento não tem qualquer efeito na resistência. Uma determinada carga de torção causará uma torção definida num determinado comprimento de fio, e a resistência é determinada pela quantidade de torção que esta secção pode suportar. Esta secção de arame terá o mesmo comportamento quer esteja rigidamente suportada na extremidade ou ligada a um comprimento adicional de arame. A sua carga máxima admissível é a mesma para qualquer comprimento.

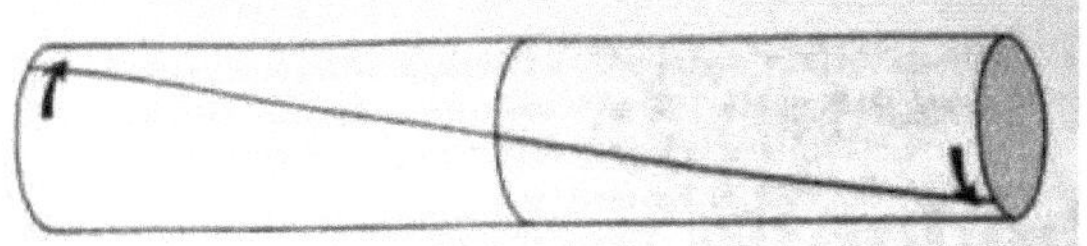

Efeitos do comprimento na torção

Gama

A amplitude da torção é directamente proporcional ao comprimento. Adicionar a secção sombreada mostrada na figura acima para duplicar o comprimento fará com que as extremidades se torçam duas vezes mais sob a mesma carga.

Rigidez

A rigidez em torção é inversamente proporcional ao comprimento, essencialmente uma imagem espelhada do alcance. A figura acima também ilustra este parâmetro; duplicar o comprimento aumentará a deflexão rotacional ou reduzirá proporcionalmente a força necessária para a mesma deflexão.

Importância das diferenças entre flexão e torção

A secção transversal afecta as respostas à flexão e à torção essencialmente da mesma forma, mas as diferenças substanciais no efeito do comprimento têm implicações clínicas muito importantes.

Todas as três propriedades elásticas são muito limitadas em comprimentos curtos de fio, e a pequena influência do comprimento na torção torna difícil efectuar aumentos significativos através do aumento dos comprimentos.

Isso limita os fios retangulares a ajustes de torção muito pequenos em dentes individuais e é mais uma vantagem de um ajuste um tanto livre em ranhuras adjacentes. Esta mesma característica deve ser considerada nas curvas do arco e no desenho das alças para evitar falhas prematuras devido a sobrecargas nos segmentos sujeitos à torção.

Reacções dos tecidos ao binário

Um movimento de torção de um dente implica a inclinação do ápice, como mostra a figura abaixo.

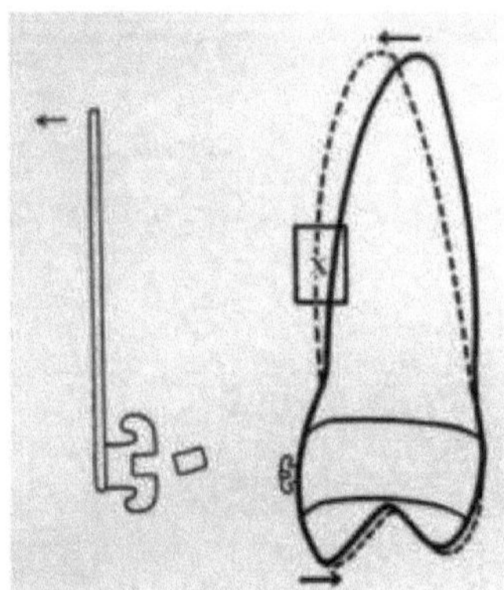

Torcer um pré-molar superior

Durante o movimento inicial do torque, a área de pressão geralmente está localizada próxima à região média da raiz. Isso ocorre porque a PDL é mais larga no terço apical do que no terço médio. Após a reabsorção das áreas ósseas correspondentes ao terço médio, a superfície apical da raiz começa gradualmente a comprimir as fibras periodontais adjacentes e uma área de pressão mais ampla é estabelecida.

Os níveis de tensão na área do ápice requerem uma reabsorção óssea significativa nesta área para que a movimentação dentária ocorra. Esta concentração de tensões pode produzir uma reabsorção mineira, que provoca um abrandamento significativo da velocidade de deslocação.[60]

• Numa criança de 12 anos, foi aplicada uma força de torque durante duas semanas utilizando um fio de 0,021 x 0,025 polegadas para mover um dente na direcção vestibular. A força inicial exercida na região apical neste caso foi de 120 a 130 cN. Foi observada reabsorção óssea direta no lado da pressão. A reação favorável ocorre devido ao tipo de força interrompida, que atua numa distância relativamente curta. No entanto, se mais torque for incorporado ao arco, a magnitude da força pode ser consideravelmente aumentada. Uma área livre de células de curta duração pode então ser criada adjacente ao terço médio da raiz. A reacção tecidular que se segue é semelhante à que resulta de um tipo de força interrompida.

• Reitan e Kveim descobriram, num estudo experimental, que a reacção dos tecidos era largamente influenciada por variações na magnitude da força exercida no ponto X, como se mostra a seguir.

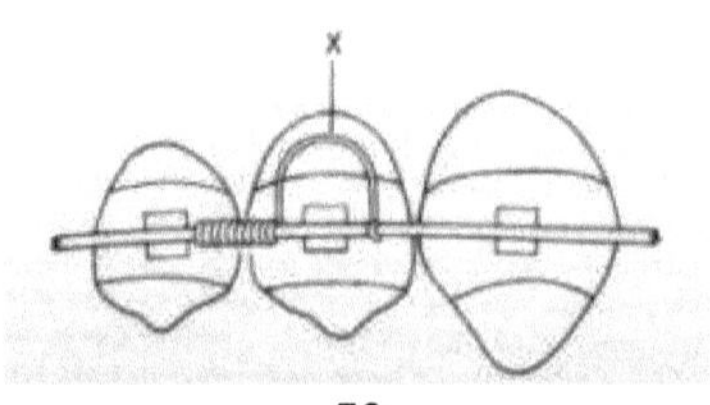

Em incisivos laterais superiores de cães, forças entre 100 e 200 cN causaram hialinização e reabsorção radicular em duas áreas. A primeira encontrava-se no terço médio da raiz e a segunda, que se formou após o término da primeira reabsorção por mineração, encontrava-se ao longo de todo o terço apical da raiz.

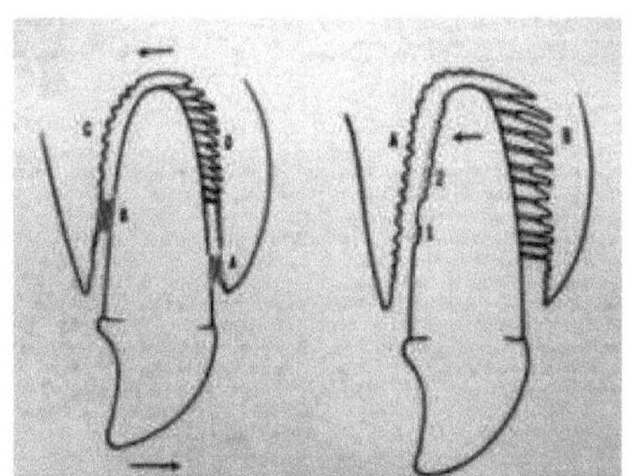

Áreas de pressão e lacunas de reabsorção formadas durante o
torque experimental com fio leve no ponto X.

• Em experiências realizadas em primeiros pré-molares humanos com uma força de 50 cN, a reabsorção óssea foi predominantemente do tipo directo.

• Numa experiência com a duração de 30 dias, uma pequena lacuna de reabsorção no terço médio da raiz foi reparada pela reabsorção celular. Esta constatação indica que o período de hialinização é curto.

Estas observações revelam que uma força de 50 a 60 cN exercida no ponto X em dentes anteriores humanos provoca uma reacção tecidular favorável.

Torque e reabsorção radicular

Desde o primeiro estudo abrangente sobre reabsorção radicular, realizado por Ketcham, a maioria das investigações tem confirmado que a reabsorção radicular é comum após o tratamento ortodôntico. A prevalência varia muito, aparentemente dependendo de vários factores, incluindo a escolha dos critérios para a reabsorção radicular, o tipo de aparelho e as forças utilizadas, a extensão do movimento dentário, a duração do período de tratamento activo e a idade do paciente.[60]

Aparentemente, não existe uma movimentação dentária segura. A intrusão e o torque são provavelmente os mais prejudiciais para o dente envolvido.

Técnica de bordadura

O torque excessivo de dentes anteriores em dentes jovens mais maduros e em pacientes adultos pode muitas vezes levar à reabsorção radicular apical. Um torque de rotina através de arcos edgewise convencionais nem sempre é o método recomendado. Na região anterior dos dentes adultos, a parede óssea vestibular é frequentemente fina e densa. Se o movimento de torque não for realizado com cuidado, os ápices desses dentes podem ser forçados contra o osso alveolar denso, resultando no encurtamento das raízes. É essencial que o período inicial de movimentação dentária seja efectuado com força ligeira e intervalos de repouso. Portanto, uma arcada fina é preferível para movimentos de torque em adultos.

Técnica do fio de luz

O torque leve do fio também pode levar à reabsorção, se a força actuar durante um período demasiado longo. Para evitar a reabsorção radicular, a melhor solução técnica seria aplicar uma força de torção ligeira que actue de forma interrompida, ou seja, numa distância relativamente curta.

Assim, não existe nenhum método de rotina para minimizar a reabsorção radicular iatrogénica. Cada paciente deve ser tratado individualmente. O clínico deve examinar cuidadosamente o ambiente anatómico, tal como revelado nas radiografias. Os procedimentos subsequentes devem basear-se nestas observações. O exame radiográfico deve ser realizado a intervalos regulares, enquanto o movimento estiver activo.[57]

Torque com aparelhos amovíveis

A inclinação lingual das raízes dos dentes anteriores superiores é um movimento que, na verdade, é pensado em conexão com aparelhos fixos multibanda. Os aparelhos removíveis também têm sido utilizados na tentativa de realizar o movimento radicular.[62]

• Podem ser utilizados vários tipos de molas de torção para efectuar o movimento da raiz. Normalmente, a sua elasticidade resulta da torção de uma secção de arame, da mesma forma que as barras de torção de aços de alta resistência utilizadas nos sistemas de suspensão dos veículos de carga. Uma mola de torção típica tem as seguintes partes

o Placa de base à qual está firmemente fixado

o Barras de binário

o Mola de avental para o aperto

Estas molas são flexíveis, fáceis de construir, facilmente posicionadas e ajustadas.

• Bass (1975) demonstrou que é possível realizar este movimento por pressão na direcção lingual na margem gengival dos incisivos, utilizando uma mola de cantilever duplo, enquanto impede o movimento lingual nos bordos incisais utilizando um plano de mordida Sved.

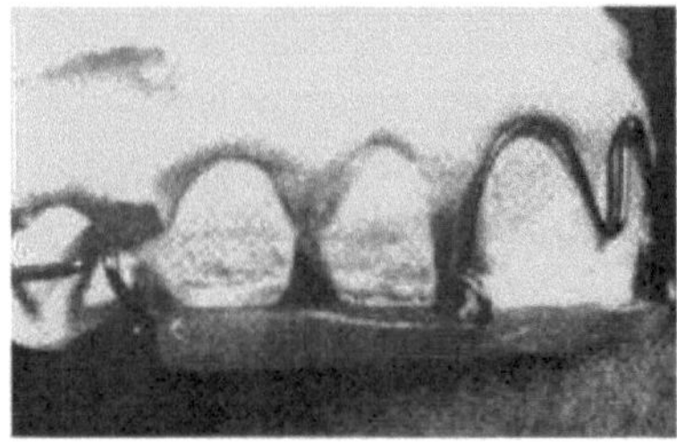

A mola apresentada actua em ambos os incisivos, mas podem ser colocadas molas separadas em cada dente. A mola é um cantilever de duas extremidades de fio de 0,6 mm e o seu comprimento realmente curto e as suas pequenas bobinas tornam-na bastante forte em acção. Na prática, apenas é dada uma curta activação e, como se trata de um movimento corporal, pode ser utilizada uma pressão bastante firme. Os tubos podem ser soldados aos grampos do primeiro pré-molar e a tracção extra-oral pode ser utilizada para reforçar a ancoragem durante a noite. A placa de base deve ser deixada suficientemente espessa atrás dos incisivos para que possa ser cortada de modo a permitir que os dentes se inclinem para a lingual nos ápices

• Um acessório do tipo caixa foi utilizado por Watkin (1933) para a sua modificação do aparelho de pino e tubo e um acessório de caixa em aço inoxidável foi descrito por Friel e McKeag (1938). Esta caixa ficou conhecida como a "McKeag Box".

A caixa McKeag foi utilizada não só para o aparelho de pino e tubo de Watkin, mas também para a mola de chicote para desenvolver momentos de inclinação e rotação em dentes individuais. A caixa aceita um pino de 3x0,6 mm. É prensada a partir de uma tira e soldada por uma flange em cada extremidade. As flanges e a espessura do material da caixa permitem uma largura total para a fixação de cerca de 5-6 mm. Quando soldado a uma banda ou colado a um dente, especialmente um dente pequeno, este acessório é demasiado volumoso e difícil de adaptar ao contorno de um dente anterior, em particular. Além disso, o acessório é feito para um pilar demasiado grosso, uma vez que o fio preferido para uma arcada de chicote é de 0,5 ou 0,4 mm.

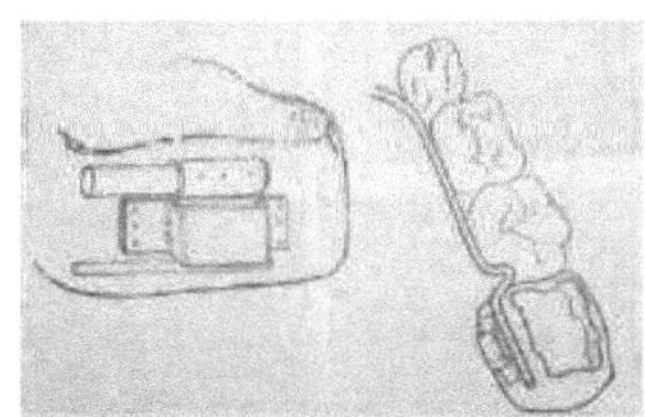

A caixa McKeag

• A Mini-box é uma sucessora simples e eficaz da McKeag box e traz as vantagens da compacidade e da maior resistência e o facto de não ser necessário qualquer equipamento para a sua produção.

É mais estreita e mais plana do que a caixa McKeag e é feita para postes de 2,5 x 0,5 mm. A construção da caixa é da maior simplicidade. É feita enrolando material de fita com 0,15 mm de espessura e 0,3 mm de largura à volta de uma forma de cobre. O molde é feito de uma tira de cobre com 0,5 mm de espessura, 2,5 mm de largura e cerca de 4 mm de comprimento. As arestas são arredondadas. O material da fita é enrolado à volta, cortado e achatado. A caixa é soldada directamente à banda ou ao suporte. A forma de cobre conduz a corrente mas não se solda ao aço. A caixa é então prensada e sacudida para fora da forma.

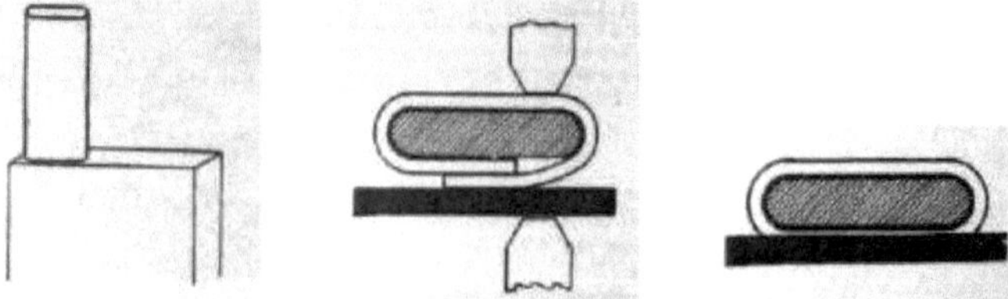

Formar a Mini-box à volta do poste de cobre

A mola de chicote é feita de arame de 0,5 ou 0,4 mm e é mantida na caixa por uma ligeira amolgadela no bordo superior. A mola é retirada apertando a curva da coluna contra o bordo inferior da caixa com um alicate de molas.

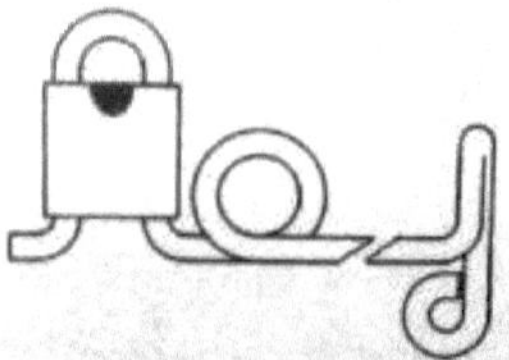

A mola de chicote e o correio para a Mini-box

Torque com o aparelho Edgewise

Durante os primeiros trinta anos do século passado, o Dr. Edward H. Angle levou a ortodontia do simples arco em E., passando pelo arco em fita, até o mecanismo edgewise. Com o mecanismo edgewise, Angle deu à sua especialidade um aparelho que foi aperfeiçoado em princípio e totalmente adaptável ao progresso posterior em domínios científicos e tecnológicos relacionados.

A contribuição única do mecanismo edgewise para atingir os objectivos do tratamento ortodôntico é o controlo total da inclinação axial de todos os dentes em todas as direcções. O meio mecânico clássico de exercer este controlo é o encaixe do fio de arco na ranhura do bracket no dente. Um fio de arco retangular ou auxiliares adequados podem realizar o encaixe necessário para inclinar as raízes para vestibular ou lingual, conforme desejado. A utilização deste potencial com discrição e delicadeza é essencial para a aplicação efectiva deste aparelho.[48]

Existem dois tipos de binário:

- *Binário activo*, que tem uma acção ou força definida sobre o dente quando engatado.
- *Binário passivo*, que não tem qualquer acção ou força sobre o dente quando engatado.

Binário passivo

Uma discussão sobre o torque passivo é necessária para esclarecer a terminologia conflitante. Temos que perceber que, devido à forma anatómica dos dentes, torna-se impossível colocar um fio edgewise nos brackets de uma arcada completamente bandada sem primeiro colocar o torque adequado no fio, de forma a torná-lo passivo dentro dos brackets.[4]

A mera torção do arco nem sempre produz o efeito de inclinação e, às vezes, a falta de torção pode produzir tal ação; ou seja, na formação do arco mandibular ideal, os segmentos vestibulares são torcidos para ficarem passivamente nos braquetes nas superfícies inclinadas lingualmente desses dentes. Um fio de arco mandibular não torcido seria temporariamente torcido ao assentar nesses braquetes e exerceria uma acção de inclinação vestibular ao retornar ao seu plano plano original. Quando o arco produz esse efeito, ele é conhecido como força de torque. O torque é a expressão de um fio que foi torcido. Se não houver efeito, não há torque.

Rauch sugeriu que, para ilustrar o torque necessário para tornar um fio passivo, podemos considerar as superfícies vestibular e vestibular dos dentes e suas inclinações axiais. Quando uma régua ou objeto reto é colocado ao longo da superfície vestibular de um molar superior direito na área e posição em que um braquete seria colocado, a régua, ao se aproximar da superfície oclusal, assume uma posição que aponta para lingual. Essa inclinação lingual será mais acentuada na arcada mandibular do que na arcada maxilar. Da mesma forma, observa-se que a régua assume uma inclinação lingual mais decidida no segundo molar e diminui gradualmente em cada dente sucessivo, à medida que se aproxima anteriormente, até atingir o canino, mas no canino a régua assume uma posição quase vertical. Isso indica, portanto, que se o operador deseja que um fio edgewise fique passivamente nesses braquetes ou desprovido de qualquer força de torque na sua inserção inicial, ele deve ter um torque lingual progressivo no fio edgewise, começando na área interproximal do canino e do incisivo lateral e tornando-se mais severo posteriormente. No entanto, quando o operador examina a área dos incisivos centrais e laterais, verifica que, na maioria dos casos que lhe é pedido para tratar, a extremidade oclusal da régua assume uma posição que aponta para labial. O apontar da régua nesta direcção indica que é necessário um torque labial do fio no segmento incisal, se o operador desejar colocar o fio nos brackets destes dentes num estado passivo, sem que seja exercida sobre eles qualquer força de torque lingual indesejável.

Como regra geral, para construir um fio passivo edgewise após o nivelamento, um operador deve ter um torque lingual progressivo a partir da cúspide distal e torque labial no segmento incisal na arcada mandibular. Os requisitos de torque em ambos os arcos maxilar e mandibular são bastante semelhantes. Para uma inclinação axial ideal, deve haver um torque lingual da raiz em ambos os dentes anteriores maxilares e mandibulares. O fio do arco deve ter um torque lingual da coroa nos dentes posteriores da mandíbula e, para garantir uma boa oclusão, deve haver um torque vestibular da raiz nos dentes posteriores da maxila. Portanto, as dobras de torque são semelhantes em ambas as arcadas.[61]

Técnica de binário

O binário activo com fios rectangulares deve ser utilizado com grande cuidado. Deve ser estabelecida uma técnica definida para que o binário possa ser produzido, aumentado ou diminuído, conforme a ocasião o exija, com a certeza de que foi obtida uma acção adequada.

Os ajustes de torque são colocados nos arames rectangulares depois de a forma do arco ter sido completada de acordo com o diagrama de arcos. Isto deve ser sempre feito ajustando primeiro o fio de modo a que o torque seja essencialmente passivo na boca.[48] Cada área interproximal, incluindo a área interproximal do canino e pré-molar direito, é marcada no fio.[63]

O passo seguinte consiste em colocar uma pequena "curva em V" na zona interproximal do incisivo lateral e do canino. Tem os seguintes objectivos:

- Distinguir entre segmento anterior e posterior.
- Para dar um binário de raiz anterior e posterior separado.
- Para soldar os acessórios.

Marcar o fio do arco nos espaços interproximais de cada lado do dente. Agarrar o fio mesialmente à marca mesial com a ranhura do alicate No. 142. Segurando uma chave de torção ou outro alicate perto do alicate n.º 142, torcer o fio na angulação necessária, quer para vestibular quer para lingual, conforme desejado. Assim, o fio posterior a esta torção encontra-se num novo plano. Voltar a agarrar o fio distal à marca distal e aplicar a chave de torção ou outro alicate mesial ao alicate n.º 142 e dar ao fio outra torção igual à anterior, o que faz regressar a parte distal ao seu plano original. Assim, esta secção do fio é destorcida, deixando um segmento que é torcido fora de linha com o resto do fio do arco.

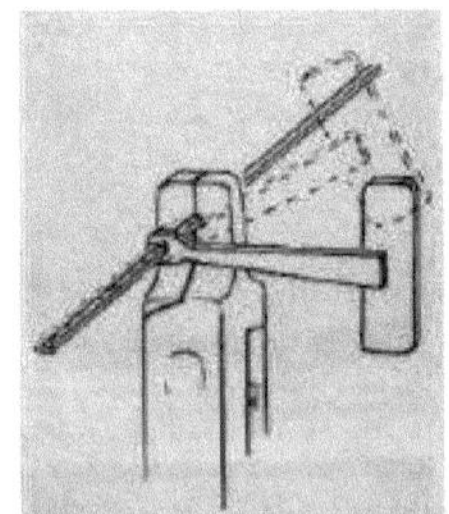

Utilizar uma chave de aperto

Uma secção curta de arame torcido não é facilmente assentada com os dedos, uma vez que não pode ser agarrada com segurança. O assentamento é efectuado com a chave de torque ou outro alicate. Se o fio do arco não for ajustado de outra forma, a secção torqued inclinará a coroa na direcção desejada com o bracket como centro de rotação; assim, o maior movimento será no ápice da raiz. Se este não for o efeito desejado, combine esta dobra com outras na primeira ordem para colocar a coroa numa posição precisa.

Os ajustes de torque distorcem geralmente o plano do arco, pelo que, após cada dobra de torque, o fio do arco é reposicionado no diagrama do fio do arco e a simetria é restabelecida. Após o estabelecimento dos arcos com todas as dobras, ambos os arcos devem ser verificados com o modelo original da má oclusão e a forma do arco deve ser feita de acordo com o tipo necessário para o caso individual, com a modificação ditada pelo tratamento proposto. Os dois devem então estar em harmonia e simetria.

Mecanismos de aperto disponíveis no mercado

Estão disponíveis comercialmente mecanismos de torção de raízes.[64]

• A Unitek Corporation fabrica o *mecanismo de torção Muir*, que consiste em anéis num fio de arco que se tornam activos quando os braços que se estendem posteriormente são fixados

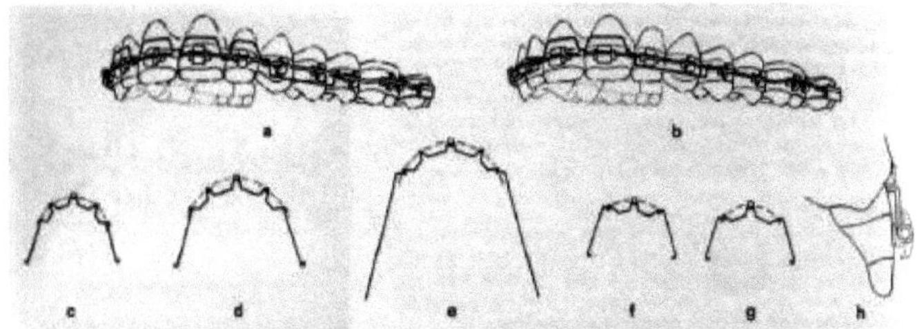

O mecanismo de torção muir para aplicação em vários dentes

• A Rocky Mountain Dental Products Company produz as *molas de torção anteriores Warren*, que apresentam laços individuais que se encaixam sobre o fio de arco rectangular regular e se apoiam contra as coroas dos dentes perto da gengiva. São utilizadas mais frequentemente para aplicar um torque lingual na raiz, principalmente nos incisivos centrais superiores, podendo também ser utilizadas nos incisivos laterais superiores e nos incisivos inferiores. É possível utilizá-los, dentro do razoável, em qualquer dente com braquete que necessite de torque radicular lingual e, invertendo-os, em qualquer dente com braquete que necessite de torque radicular vestibular.[65]

O fio de escolha é moldado na forma de arco apropriada. As molas de tamanho adequado são colocadas sobre uma extremidade do fio do arco e avançadas para a região anterior. Se forem utilizados quaisquer anéis de fecho ou de nivelamento, estes são dobrados no fio do arco nesta altura, tal como outras dobras apropriadas, tais como insets e compensações de baioneta. O fio do arco é então ligado na posição com as molas Warren a atravessar os brackets. Um alicate How é então usado para apertar as extremidades das molas até que elas toquem o braquete mesialmente e distalmente ou até que o topo do arco esteja bem posicionado na cervical do dente.

Esta configuração é geralmente utilizada durante as últimas fases do tratamento, quando a arcada mandibular está consolidada e os espaços na arcada maxilar foram quase ou totalmente fechados.

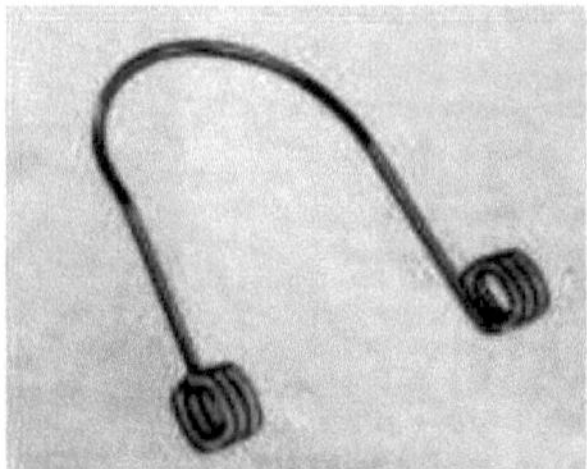

Molas de raiz Warren

• A TP Laboratories, Inc. também produz um <u>fio *auxiliar de torção*</u> com duas ou quatro esporas colocadas a diferentes distâncias. Os laços em série são esporas incorporadas que se apoiam nas superfícies da coroa dos dentes.

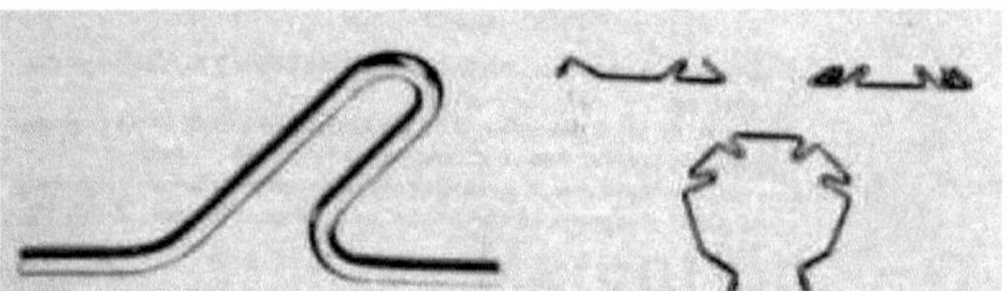

TP Mecanismo de torção de dentes retos

Problemas com o binário de torção

A mecânica Edgewise torce os dentes através da colocação de um fio rectangular activado numa ranhura rectangular do bracket. Os dentes imediatamente adjacentes recebem os recíprocos iguais e opostos, que normalmente são desconsiderados. O resultado é uma redução na discrepância facio-lingual entre os dentes adjacentes como resultado tanto do movimento dentário desejado quanto do movimento oposto geralmente indesejável dos dentes adjacentes.

O torque recíproco na direção oposta nos dentes adjacentes foi mencionado já em 1933 por Brodie e mais tarde por outros, como Thurow. No entanto, a complexidade que surgiu devido a este efeito reactivo não foi considerada seriamente até que Isaacson et al.

Esta dificuldade é agravada quando a situação clínica requer o movimento de todos os quatro incisivos na mesma direcção. O torque progressivo tradicional requer a colocação de dobras incrementais do fio do arco, todas actuando na mesma direcção, entre dentes contíguos para rodar todos os incisivos na mesma direcção facio-lingual. A eficácia do procedimento é demonstrada pela inserção progressiva de um fio em braquetes adjacentes e pela observação de alterações incrementais na posição do fio.

Com base na mecânica teórica, esta abordagem é conceptualmente incorrecta. A análise das forças presentes num segmento linear de um tal sistema mostra que o binário líquido em cada dente é igual a zero, excepto no primeiro e no último dente da série, e estes dentes são activados em direcções opostas. Os dentes do meio não sofrerão nenhum momento devido à neutralização dos momentos aplicados por momentos reactivos.

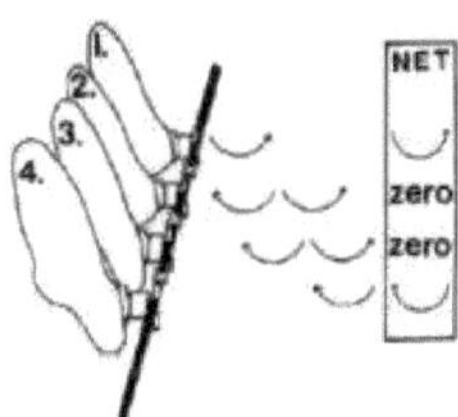

Interacção dos momentos aplicados e reactivos no binário incremental progressivo

Na prática clínica, no entanto, tanto os incisivos laterais quanto os centrais são submetidos ao torque lingual da raiz durante um período de tempo. A explicação provável é que os efeitos mencionados por Isaacson et al. são os efeitos iniciais de um fio de arco torcido sobre os dentes. À medida que o torque começa a se manifestar nos dentes da extremidade do grupo (incisivo central e canino, neste caso), causando seu deslocamento, os momentos de torção aplicados sobre eles diminuiriam gradualmente, assim como os momentos de reação correspondentes nos dentes do meio (incisivo lateral, neste caso). As torções do fio do arco podem então começar a actuar sobre os dentes do meio e, em última análise, estes dentes podem ser torcidos.[38]

As torções em arcos retangulares, portanto, parecem ser apropriadas apenas quando o torque recíproco é necessário nos dentes adjacentes, mas deve-se estar atento aos altos momentos que surgem em arcos de aço inoxidável de tamanho normal ou quase normal. Este método para causar o torque radicular ativo parece mecanicamente e biologicamente inadequado para outras aplicações, pois são produzidos momentos altos que caem subitamente quando os movimentos dentários começam. Além disso, em muitos casos, pode ocorrer o tropeçamento redondo. A utilização de arcos TMA em vez de arcos de aço inoxidável pode reduzir estes efeitos adversos, mas pode não os eliminar completamente.

Soluções propostas

Os métodos alternativos propostos por alguns autores merecem uma atenção especial, uma vez que as reacções recíprocas destes se estendem a muitos dentes (muitas vezes distantes) e são mais facilmente controladas.

A)   Fios subdimensionados para binário

Uma consideração importante na acção de torque é a utilização de fios de tamanho inferior. Os fios que se encaixam no slot com demasiada precisão não devem ser usados para torquear dentes individuais. Quando um fio com ação de torque é encaixado num braquete, a ativação se estende por todo o comprimento da arcada. Se o fio passivo encaixar passivamente nos brackets de outros dentes, a activação irá incliná-los na direcção oposta. Este efeito é mais pronunciado nos dentes adjacentes, onde será quase igual à acção pretendida em magnitude. Os dentes adjacentes não serão movidos permanentemente se a arcada for deixada no lugar por tempo suficiente para retornar a um estado passivo, mas no decorrer do movimento eles terão sido submetidos a uma ação desnecessária de vai-e-vem.

Os fios ajustados para torcer dentes individuais devem, portanto, ser suficientemente subdimensionados para permitir que o fio ajustado gire na ranhura dos dentes adjacentes sem transferência da acção de torque.

Quando todos os dentes de uma arcada necessitam de uma acção de torção simultânea, um ajuste apertado na ranhura não é um problema. Nestes casos, o fio pode encaixar em todos os dentes e movê-los simultaneamente sem acções adversas nos dentes individuais.

A regra básica neste ajuste é que o arco deve ser suficientemente subdimensionado para permitir um movimento reverso livre igual a qualquer acção de torque activo que esteja a ser aplicado a um dente adjacente. Uma liberdade de 0,001 ou 0,002 polegadas (0,025 ou 0,05 mm) fornecerá essa margem com um ajuste cuidadoso.[48]

B)   Torcer os arcos

É possível evitar a colocação de recíprocos iguais e opostos em dentes adjacentes durante o torque de incisivos, tratando os incisivos coletivamente como um dente grande. O arco de torção é projetado para colocar pares de terceira ordem simultâneos e na mesma direção em um ou mais incisivos, tratando todos esses dentes como um grande dente e um grande braquete. O segundo braquete neste sistema de dois pares está no molar. As propriedades desejáveis de baixa taxa de deflexão de carga de um arco de torção são obtidas pela longa extensão resultante da inserção do fio do arco nos braquetes dos incisivos e molares, mas não nos braquetes dos caninos ou pré-molares.[22]

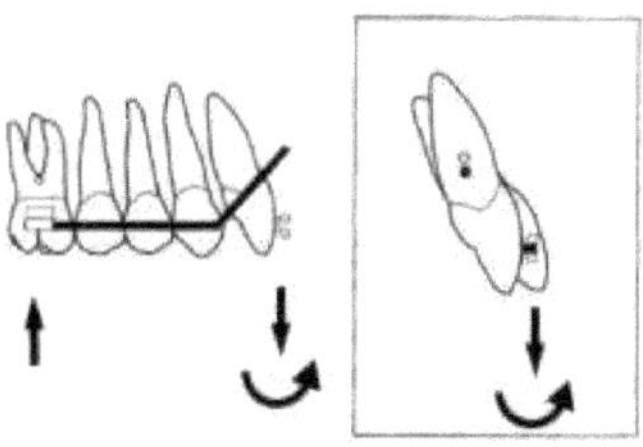

Um arco de torção representando um sistema de dois pares com o maior momento presente no incisivo que determinará as forças de equilíbrio vertical associadas mostradas no molar e no incisivo. O momento no molar pode ser na mesma direcção ou na direcção oposta.

A curva em V num arco de torção é colocada perto do incisivo para criar o maior momento nos incisivos. No caso da rotação incisivo facial/coroa lingual, as forças de equilíbrio associadas são extrusivas no incisivo e intrusivas no molar

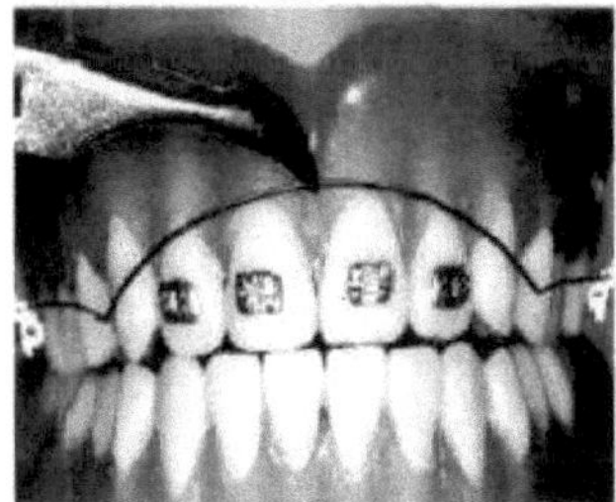

Um arco de torção de .016" x .022" inserido nos tubos molares de um modelo num sistema de .018".

Para rodar os incisivos em torno do C_{Res} e avançar as coroas dos incisivos, o fio do arco de torção deve estar livre para deslizar através do tubo molar, de modo a que os incisivos rodem em torno do seu C_{Res} e o C_{Res} extrude na direcção da força de equilíbrio vertical.

Quando o fio é apertado no molar, um novo sistema de força é adicionado e a coroa do incisivo é impedida de avançar. O centro de rotação do incisivo aproximar-se-á mais do bracket, apenas ocorrerá o torque lingual da raiz do incisivo e o C_{Res} irá extrudir na direcção da força de equilíbrio vertical, bem como mover-se lingualmente na direcção da força resultante do cinch. Essa nova força é derivada da rotação da coroa facial que está sendo resistida pelo fio do arco cinch com uma força lingual igual e oposta resultante no incisivo e uma força mesial no molar cinch.

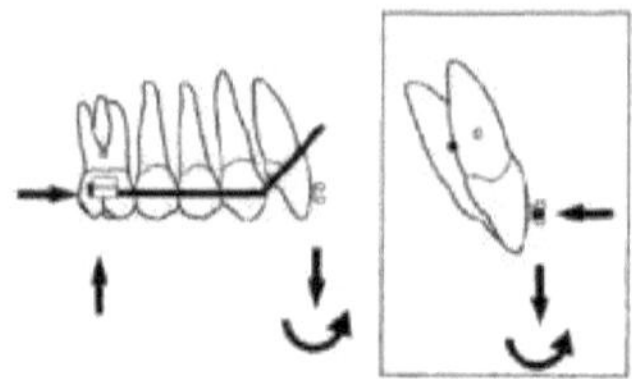

Um arco de torção mostrado com o fio do arco apertado

Quando casais de terceira ordem para o movimento facial da coroa / lingual da raiz são aplicados a todos os braquetes dos incisivos, o movimento facial da coroa parece manifestar-se clinicamente mais rapidamente do que o movimento lingual da raiz. Isto deve-se ao facto de o bordo incisal estar mais afastado do C_{Res} do que o ápice da raiz e, para um determinado número de graus de rotação, o bordo incisal mover-se-á uma distância linear maior do que o ápice da raiz. A aparente rapidez do avanço da coroa do incisivo com a rotação em torno do C_{Res} torna o arco de torção uma ferramenta valiosa para a correcção da mordida cruzada anterior.

Quando um arco de torção é deixado no lugar por vários meses, algumas rotações de segunda ordem dos incisivos também ocorrem e as raízes irão divergir distalmente. Isto é uma função da torção num fio 3-D e pode ser corrigido com um fio de arco contínuo normal logo que o arco de torção seja removido.

Modificação

Bhavna Shroff descreveu uma mola de raiz modificada utilizada para a correcção da raiz anterior.[66] Pode ser fabricada usando liga de titânio molibdénio (TMA) de 0,022 X 0,016 polegadas (em forma de fita), ou TMA de 0,021 X 0,025 polegadas (em forma de borda), para ser inserida em brackets de 0,022 X 0,028 polegadas em forma de borda. A mola radicular é colocada nos braquetes dos dentes anteriores, escalonada em torno dos caninos e pré-molares, e estendida distalmente como um cantilever com ganchos mesiais aos primeiros molares.

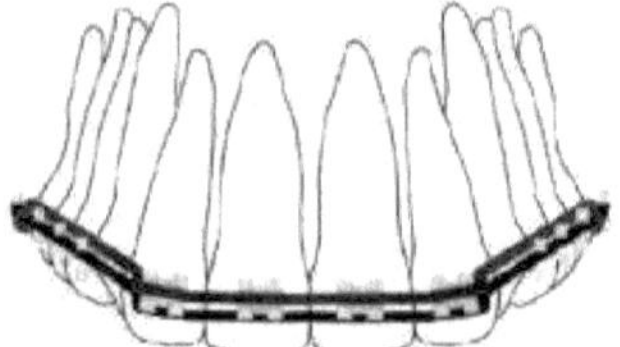

Vista frontal da mola de correcção da raiz

A extensão distal da mola radicular será ligada a um fio de arco de bypass contínuo que engata nos segmentos vestibulares e é escalonado em torno dos dentes anteriores submetidos à correcção radicular. O fio do arco de bypass é tipicamente feito de TMA de 0,017 X 0,025 polegadas ou aço inoxidável de 0,018 polegadas. Ele é passado oclusalmente ao redor dos braquetes dos dentes anteriores a serem corrigidos. Todos os dentes da arcada são amarrados juntos sob os fios com uma ligadura em forma de 8 para evitar a abertura de espaço entre os dentes. O fio de ligadura em forma de 8 também evita o alargamento dos incisivos e ajuda a manter o centro de rotação dos dentes anteriores nos brackets dos incisivos.

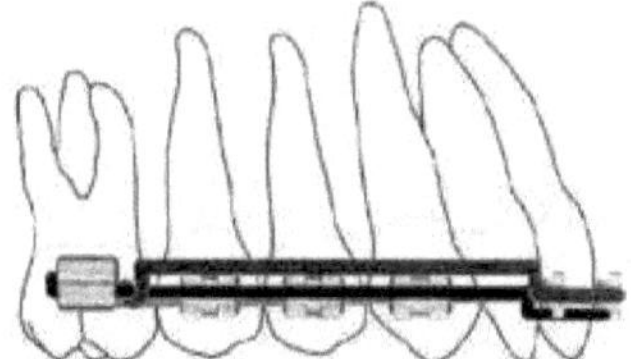

Vista sagital da mola de correcção da raiz

A distância entre os incisivos e o ponto de fixação do gancho da mola radicular mesial aos molares é medida, e a quantidade de força necessária para gerar um momento adequado é calculada. Por exemplo, se for desejado um momento nos incisivos de 1.500 g-mm por lado (3.000 g-mm total) e a distância entre os incisivos e o ponto de fixação da mola em cada lado for de 30 mm, é necessária uma força intrusiva posterior de 50 g em cada lado. As curvas de pré-activação são colocadas na posição gengival do step up anterior e é incorporada uma curvatura suave bilateralmente ao longo do cantilever posterior. A quantidade de força é medida nos lados direito e esquerdo e a activação experimental é feita em cada lado da mola.

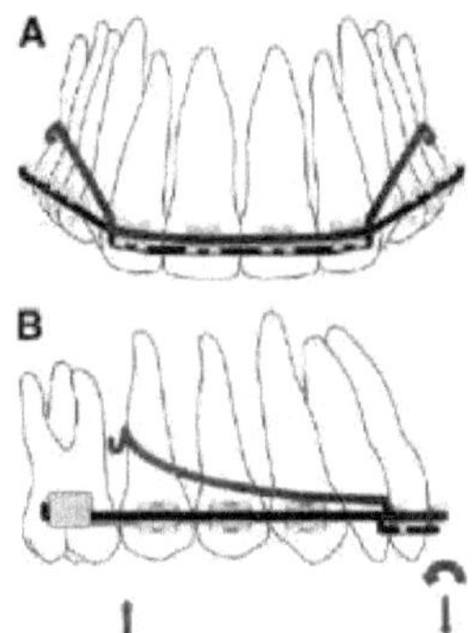

Vista frontal de uma mola de correcção radicular anterior, com activação bilateral. Uma vez activados, os braços distais da mola de correcção radicular serão puxados oclusalmente e enganchados no

fio do arco de bypass.

C) Métodos alternativos

Vários autores propuseram métodos que incluem o torque de esporas em arcos de base redonda e o uso de molas Warren. As reacções recíprocas destes são distribuídas por muitos dentes (muitas vezes distantes) e são mais facilmente controladas.[65]

Controlo do binário nas fases de acabamento

Uma ocorrência comum nas fases finais do tratamento, particularmente em casos de extracção, é o torque lingual excessivo da coroa. As correcções dentárias de terceira ordem são movimentos difíceis e demorados. É necessária uma remodelação óssea extensa à medida que se prossegue com a correcção da raiz e os efeitos secundários, como a migração mesial do molar superior, tornam-se comuns. Talvez a melhor maneira de abordar este objectivo seja manter uma relação momento/força adequada durante a fase de retracção em casos de extracção.[49]

O torque radicular lingual pode ser realizado com dispositivos removíveis ou secções de arco auxiliares ou através da fixação de auxiliares soldados a um fio de arco contínuo distal aos incisivos centrais, pressionando contra a área gengival vestibular dos dentes. Quando são utilizados dispositivos soldados, este fio é soldado na face vestibular do arco, na zona interproximal dos incisivos centrais e laterais. É enrolado sob o fio do arco para aumentar a actividade da mola.

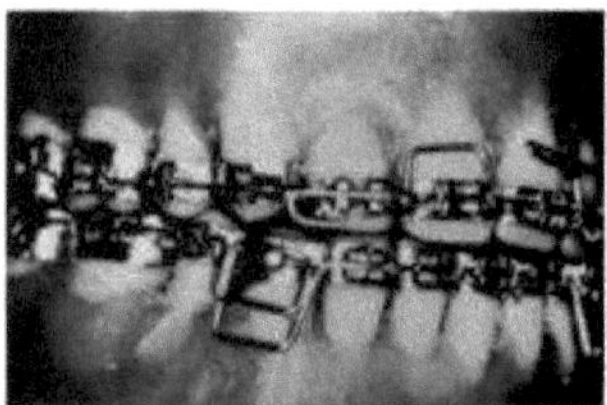

Molas de aperto

Alguns dispositivos amovíveis podem ser ligados ao fio da arcada; outros requerem um contorno especial dos fios temporários da arcada, afastando-os da ranhura do bracket, para permitir a inserção de molas de torção especiais. Deve-se ter o cuidado de evitar que os incisivos se alarguem se apenas for necessária a correcção da raiz. Isto pode ser conseguido apertando os fios da arcada ou ligando toda a arcada.[61]

Ranhuras do suporte com torque

No braquete edgewise original e básico, a ranhura é cortada num ângulo recto em relação à base. O fio da arcada rectangular tem de ser torcido ou apertado para se obterem inclinações correctas entre a coroa e a raiz. A adição de torque a um fio de arco quadrado ou rectangular é feita por um processo bastante empírico.

No final dos anos 50 ou início dos anos 60, os fabricantes começaram a oferecer braquetes com ranhuras torcidas. Estes brackets foram desenhados para eliminar a necessidade de adicionar torque à porção anterior do fio da arcada superior.[61]

O controlo de binário incorporado foi considerado como introduzindo um efeito vertical subtil que pode ter uma influência negativa significativa. Um slot orientado para o plano oclusal em vez de para o dente é, na verdade, inclinado oclusalmente em relação à raiz do dente. Ligar um arco para uma posição totalmente assentada no slot, quando ele não assenta passivamente no fundo do slot, fará com que o dente se mova em uma direção guiada pelas paredes do slot. O componente oclusal na orientação das ranhuras anguladas fará com que o dente se mova oclusalmente (extrusão) em relação ao alvéolo. Essa extrusão é geralmente indesejada.[47]

Um único movimento desse tipo pode ser pequeno, mas a ligadura repetida de fios de arco sucessivos, à medida que o tratamento progride, pode ter um grande efeito cumulativo. Isso faz com que seja especialmente importante ajustar cuidadosamente os fios do arco para o encaixe completo do slot do braquete na condição passiva quando eles estão sendo usados com slots de braquetes com torque angulado.

Indicações visuais no ajuste do fio do arco

De acordo com Thurow, a ambiguidade e a perda de pistas visuais importantes para a formação do fio do arco e o ajuste com slots de braquetes angulados podem ter um efeito insidioso na qualidade, eficiência e conveniência do tratamento. Os problemas das pistas visuais são especialmente difíceis de resolver nos ajustes buco-linguais (torque), onde não existem boas referências visuais para monitorizar os ajustes com ranhuras anguladas.

Quando a ranhura foi fresada perpendicularmente à face do braquete, a aplicação de uma chave de torção ao fio e a observação da sua relação com a face do braquete permite uma visualização rápida e precisa da activação do fio, mesmo antes de ser inserido na ranhura. Com um slot angulado não há superfície disponível para tal uso como referência visual. O fio deve ser realmente inserido na ranhura, observando o movimento do instrumento de assentamento à medida que a arcada é assentada para determinar a sua activação efectiva. Isto pode ser especialmente difícil de realizar com ajustes que envolvem dentes muito próximos.[47]

Binário com a técnica Begg

No tratamento ortodôntico, é fundamental poder movimentar as raízes dentárias e movimentar os dentes corporalmente, sempre que esses movimentos forem necessários. A base da "técnica de força diferencial de fio leve" ou "técnica de Begg" é que ela emprega valores de força de movimentação dentária que, além de proporcionar um alto grau de controle da movimentação dentária, são fisiologicamente mais aceitáveis para os tecidos e também movimentam os dentes mais rapidamente.[74]

Desde 1961, a técnica de Begg foi dividida em três fases de tratamento. De um ponto de vista categórico, o tratamento pode ser dividido numa fase de inclinação da coroa, que inclui as duas primeiras fases e uma fase de inclinação da raiz, que abrange a terceira fase. Na maioria dos pacientes, torna-se bastante óbvio no final da segunda fase do tratamento (e, por vezes, antes dessa altura) se é ou não necessário torcer as raízes dos incisivos para lingual.[75]

Uma terceira fase correctamente gerida é o que distingue um caso Begg bem tratado de um mal tratado. O objectivo desta última fase do tratamento activo é, portanto, promover ou restaurar a inclinação axial dos dentes que estavam ou se tornaram inclinados, o que é essencial para alcançar uma estética, função e estabilidade óptimas da má oclusão tratada

Auxiliares de aperto

O aparelho auxiliar de torque de Begg é um testemunho do génio do Dr. Begg, tanto no que diz respeito ao seu conceito como ao seu design. Conceptualmente, a característica especial do aparelho de Begg em separar as forças de movimento da raiz das forças do fio do arco dá-lhe uma vantagem única, tal como referido por Kesling. As reacções geradas pelas primeiras são distribuídas por toda a arcada através do fio do arco, em vez de se manifestarem predominantemente nos dentes adjacentes, como acontece com o aparelho edgewise.

Originalmente as esporas, para se apoiarem contra as superfícies vestibulares dos incisivos centrais e laterais superiores, foram dobradas no fio principal da arcada maxilar que foi feito de material de fio de arcada de 0,016 polegadas. A força de torque foi transmitida em espiral ao longo do fio da arcada principal para os molares de ancoragem. O efeito foi o de mover os molares para vestibular e também de os rodar para disto-bucal. Ao empregar um fio de arco superior principal mais pesado em conjunto com um auxiliar de torção dobrado de material mais leve (material de fio de arco redondo de 0,014 a 0,016 polegadas), é agora possível evitar o movimento indesejado dos molares de ancoragem superiores.[74]

Auxiliar de aperto com dentes

O auxiliar do tipo quatro espiras ainda é o mais popular entre os ortodontistas que praticam a técnica do fio leve de Begg.

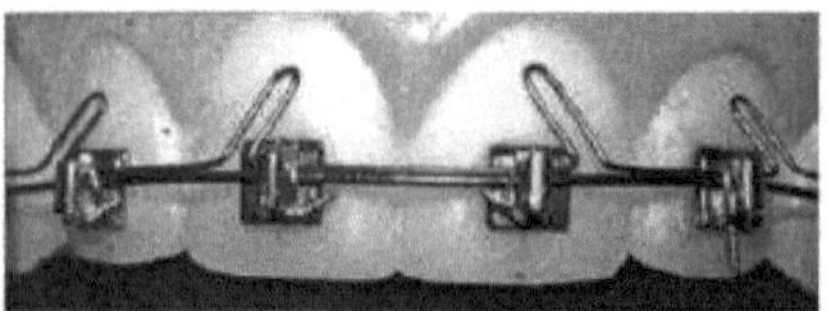

Auxiliar de torção de quatro dentes
Dobragem

O auxiliar é agora feito com fio Premium Plus de 0,012" (de preferência endireitado por impulso), ao contrário do fio Special Plus de 0,014" ou 0,016" usado anteriormente. Um ortodontista experiente será capaz de dobrar este auxiliar com material de arco curvo, alimentando-se directamente da bobina e trabalhando da esquerda para a direita, como quando dobra um fio de arco. No entanto, para os menos experientes, é melhor cortar e endireitar um comprimento de fio de 15 cm. Este é então colocado nos suportes dos incisivos centrais, centrado a olho nu, e as extremidades são puxadas incisalmente. Isto inicia automaticamente as curvas para as pernas mesiais de ambas as esporas dos incisivos centrais. Estas esporas são completadas, dobrando-as de modo a que se inclinem ligeiramente para a linha média. O fio é então devolvido à boca e agarrado por uma pinça de fio leve. Depois de ser removido da boca, a perna mesial do esporão do incisivo lateral esquerdo é formada dobrando o fio à volta do alicate. Completa-se o esporão, dobrando-o com a mesma inclinação mesial dada aos esporões dos incisivos centrais.

O fio é devolvido à boca, colocado nos braquetes, e o esporão do incisivo lateral direito é dobrado seguindo o mesmo procedimento do esporão esquerdo. O auxiliar, que agora tem quatro esporas de torção dobradas nele, é novamente colocado na boca e as extremidades distais são cortadas a meio caminho entre o canino e o segundo braquete bicúspide. As extremidades são enroladas sobre si mesmas como medida de protecção, uma vez que as extremidades livres do auxiliar entram frequentemente em contacto com os tecidos moles do paciente durante a colocação e remoção do auxiliar.

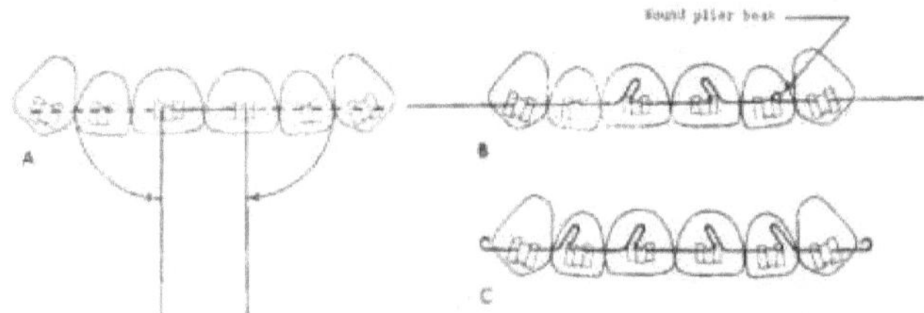

Procedimento sugerido para dobrar os quatro dentes auxiliares
Activação
Utilizando o alicate de arame leve, o auxiliar é formado num arco mais pequeno do que a porção anterior da arcada dentária do paciente, com as esporas numa posição quase horizontal. Esta forma de arco apertado do auxiliar contraria as forças recíprocas aplicadas ao fio do arco quando o auxiliar é engatado, que tendem a alargar o arco dentário. Também garante que a quantidade máxima de força de torque é derivada de cada auxiliar.

Se se verificar que o auxiliar precisa de ser formado num arco mais pequeno, as curvas originais na base das pernas distais de cada esporão podem ser aumentadas. Outro método consiste em colocar ligeiras curvas em "V" a meio caminho entre as esporas. Ambas as medidas farão com que as extremidades distais do auxiliar se movam em conjunto.

A modificação final no auxiliar de torção é a curvatura da "curva-cúspide" nos braços distais. No estado 'passivo', esta curvatura fará com que os braços pareçam cair abaixo do nível do fio da arcada principal; no entanto, quando o auxiliar de torção é aplicado, estes braços distais serão rodados pelas esporas que atingem as superfícies labiais dos dentes anteriores. Esta curva seguirá então a do fio principal mais grosso abaixo.

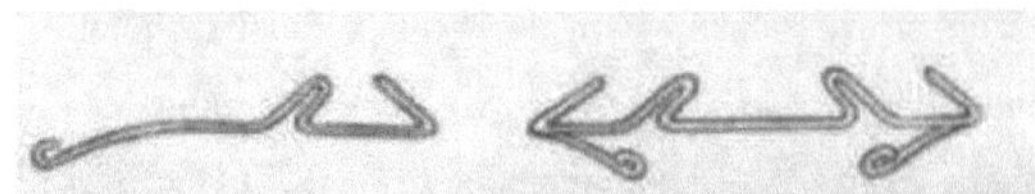

Os braços distais do auxiliar são curvados para seguir a curva do fio do arco principal nas zonas cúspides

Deve-se ter em conta que o grau de activação e a força exercida por qualquer auxiliar de torque é afectado pela inclinação dos dentes em que é aplicado. Se um auxiliar for aplicado em dentes que estão na vertical, não irá fornecer tanta força de torque como se fosse aplicado em dentes que têm as suas coroas inclinadas para a língua.

Modo de acção

O auxiliar dobrado num pequeno círculo, quando fixado na boca, é espalhado ao longo da curvatura anterior mais larga do arco. O efeito de torção lingual deve-se a dois factores. Em primeiro lugar, o plano vertical em que o auxiliar de torção se orienta, quando colocado nos dois incisivos centrais, é alterado para o plano horizontal do fio da arcada, quando completamente preso a ele. Em segundo lugar, quando o auxiliar de torque é aberto para o arco maior da porção anterior do arco, ele rola para dentro. Estes dois efeitos forçam as pontas dos esporões a pressionar na direcção lingual contra a porção gengival das coroas. Reciprocamente, os vãos inter-esporais do auxiliar tendem a levantar-se na direcção labial. Assim, é criado um par de forças. As forças labiais são resistidas pelas ranhuras dos braquetes e pelo fio da arcada de base ao qual o auxiliar está preso, acentuando assim a acção das forças de movimentação radicular lingual.

Alterações

1. Às vezes não é desejável torcer as raízes de todos os quatro dentes anteriores maxilares lingualmente. Se se considerar que apenas os incisivos centrais requerem o torque, utiliza-se um auxiliar com duas esporas, como se mostra a seguir.

Dois torques auxiliares de torção

2. Os incisivos laterais superiores são frequentemente deslocados para a lingual antes do tratamento. Durante as Etapas 1 e 2, as coroas desses dentes são inclinadas labialmente, deixando suas raízes distantes para lingual. A menos que suas raízes sejam torcidas labialmente durante a Fase 3, suas coroas tenderão a recair lingualmente em direção às suas posições anteriores. Assumindo que os incisivos centrais requerem o habitual torque lingual da raiz, um auxiliar como mostrado abaixo é usado.

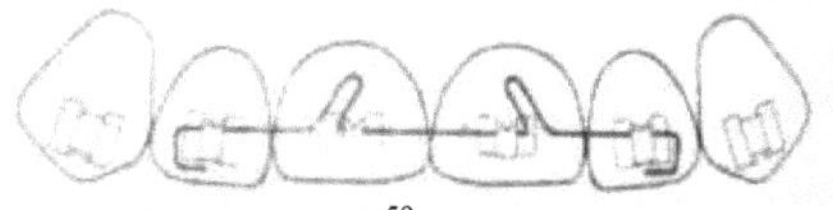

3. Modificações efectuadas pelo Dr. Jayade[59]

a) Comprimento das esporas

Ao contrário do que o Dr. Begg afirmou no seu livro, o comprimento do esporão afecta a força produzida. Considerando activações idênticas, um espigão curto produzirá uma força muito maior que cairá rapidamente quando os dentes começarem a ser torcidos, ao contrário de um espigão mais longo que produz uma força mais suave e constante. Em média, o comprimento do esporão deve ser mantido em cerca de 5mm; mas deve ser variado consoante a altura da coroa clínica, deixando-o cerca de 1mm aquém da gengiva para facilitar uma higiene adequada.

b) Inclinação das esporas

É mantido a 0° em relação ao plano horizontal (oclusal). Por outras palavras, a activação é de 100%. Como o auxiliar é feito de um fio de menor calibre, as forças iniciais produzidas a 100% de activação são comparáveis às forças produzidas pelos auxiliares anteriores mais pesados com menor grau de activação.

c)

O auxiliar, sendo feito de um arame de menor diâmetro, é susceptível de se deformar mais do que os auxiliares pesados anteriores quando engatado em todos os braquetes. Assim, o ângulo do espigão em relação ao vão inter-espigão abre-se e as pernas do espigão tendem a convergir e podem mesmo cruzar-se ao atar o auxiliar na boca. Esta situação é remediada sobre-angulando ligeiramente o esporão e mantendo as pernas um pouco divergentes. Aquando da colocação na boca, as pontas dos esporões deslocam-se para o centro mesio-distal das coroas e a perna também se torna paralela. Pela mesma razão, a perna distal de cada esporão é mantida ligeiramente mais curta em cerca de 0,5 mm, de modo a que a perna distal não se projecte incisalmente para o fio principal da arcada ao atar.

d) Vão entre esporões

É curvado como recomendado por Kesling. Se for mantido recto (Swain) ou angulado a meio do caminho (Begg), não se apoia inteiramente no fio base, mas começa a projectar-se para longe. Isto deve-se ao facto de o auxiliar de torção atado ter de seguir a forma da curvatura anterior do fio do arco. Um vão inter-spur recto ou angulado não pode assumir uma curvatura perfeita. Um auxiliar curvo que corre à volta do fio base não só tem um aspecto limpo e é mais higiénico. Também transfere melhor a sua reacção para todo o arco do que a que toca este último apenas em alguns pontos. O auxiliar construído tem a forma de um círculo aberto. A dimensão do círculo normalmente recomendada é a de uma moeda velha de 50 cêntimos.

As forças geradas pelo auxiliar aumentam com a diminuição do diâmetro do círculo e vice-versa.

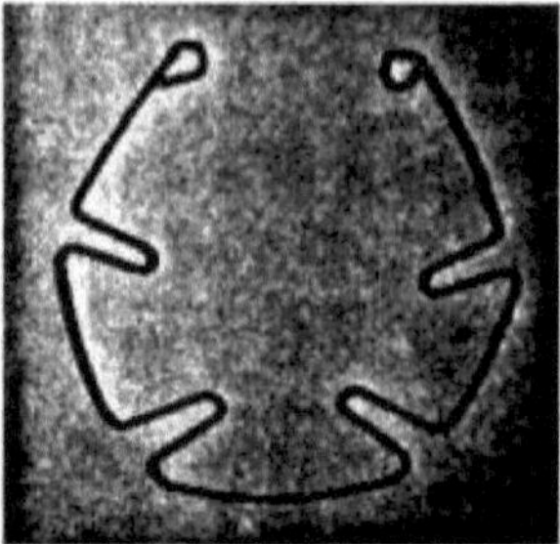

Vão inter-spur ligeiramente curvo

4. Outras alterações

a. Torque invertido (labial) num ou em ambos os incisivos laterais: As caixas em ângulo recto com o plano dos esporões são feitas para se situarem na área incisal do(s) incisivo(s) lateral(is). São efectuadas dobras cruzadas em ambos os lados do suporte do incisivo lateral para permitir que o auxiliar passe sobre o fio de base.

b. Caixas de torção nos caninos para torção lingual da raiz: Em vez de fazer esporas para os caninos, podem ser colocadas caixas. As extremidades deste auxiliar não precisam de ultrapassar a área do canino, como se mostra abaixo.

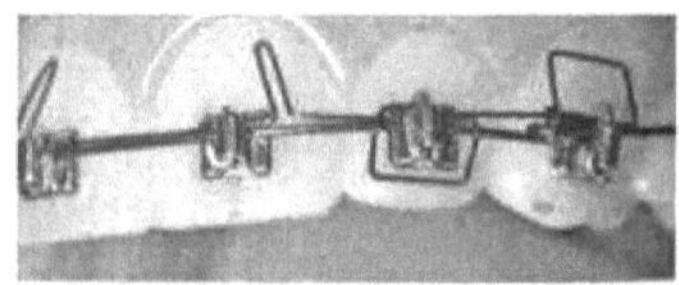

Auxiliar de aperto pré-enrolado

Este auxiliar pré-enrolado (tipo ratoeira) foi originalmente concebido pelo Dr. Begg no início da década de 1950. É mais simples de aplicar e é capaz de fornecer uma força maior através de uma maior amplitude de movimento do que outros tipos de auxiliares de torção de incisivos - independentemente do tamanho do fio utilizado na sua construção.

Normalmente o auxiliar é enrolado num fio redondo de 0,014 polegadas ou 0,016 polegadas à volta de um fio da arcada principal de 0,020 polegadas. Um pequeno desvio incisal, ou "V", na linha média do fio da arcada principal actua como um batente recíproco para o auxiliar.

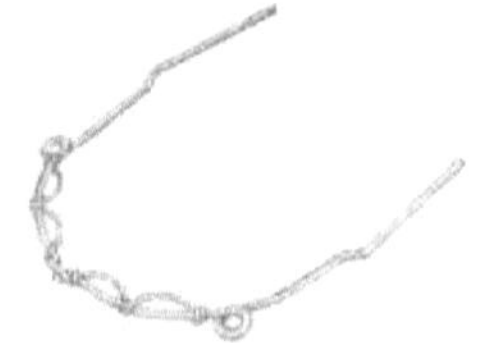

Armadilha para ratos auxiliar

Uma vez que este tipo de auxiliar é activado ao encontrar a resistência do batente na linha média do fio do arco, em vez de trabalhar contra a curva anterior do fio do arco (como é o caso do auxiliar comum de quatro espiras), é tão eficaz quando aplicado apenas nos incisivos centrais como quando torce todos os quatro dentes anteriores.

É possível remover uma ou ambas as barras de torque dos incisivos laterais, à medida que esses dentes se tornam adequadamente torqueados, sem reduzir a força aplicada aos incisivos centrais. Na verdade, a eliminação do torque num incisivo lateral pode aumentar a pressão sobre o incisivo central adjacente. Se forem tomadas medidas semelhantes para encurtar o auxiliar de torque comum do tipo quatro espiras, a força de torque no incisivo central é muito reduzida, o que pode prolongar desnecessariamente o tratamento.

Modificação

Quando os incisivos laterais superiores precisam que suas raízes sejam trazidas para vestibular, como é geralmente o caso se esses dentes foram deslocados para lingual antes do tratamento; o auxiliar pré-enrolado pode ser modificado como mostrado abaixo. As barras de torque laterais são enroladas em excesso para que caiam num plano, aproximadamente 90° em relação ao plano das barras de torque centrais. Quando o fio do arco e o auxiliar são colocados, essas barras laterais passam incisalmente para os braquetes e aplicam pressão nos incisivos laterais, fazendo com que as raízes desses dentes se movam labialmente. Se estes dentes se tornarem sobre-corrigidos antes dos incisivos centrais, as suas barras de arco podem ser cortadas e as raízes dos centrais continuarão a ser torcidas lingualmente.

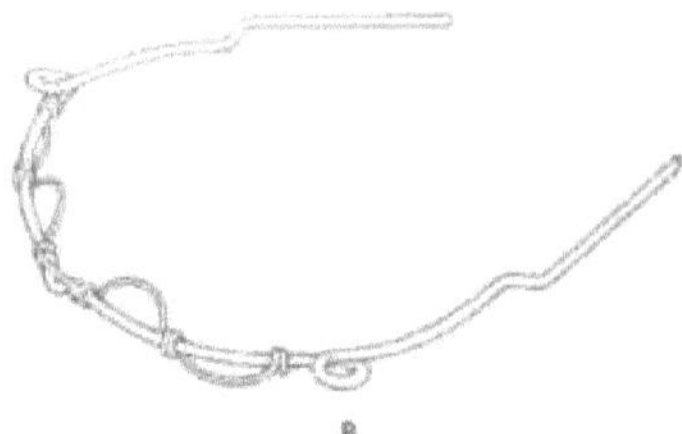

Modificação para aplicar simultaneamente o torque radicular vestibular aos incisivos

laterais e

o torque radicular lingual

aos incisivos centrais

Auxiliar de torção de Kitchton

Foi inventado pelo Dr. John Kitchton. Pode ser feito para incluir os incisivos centrais e laterais, ou pode ser encurtado para torcer apenas os incisivos centrais. Este tipo de auxiliar é capaz de exercer uma grande quantidade de força, especialmente quando fabricado com material de fio de arco de 0,016 polegadas, e só deve ser usado quando o fio do arco principal maxilar é de 0,020 polegadas de diâmetro ou mais pesado.

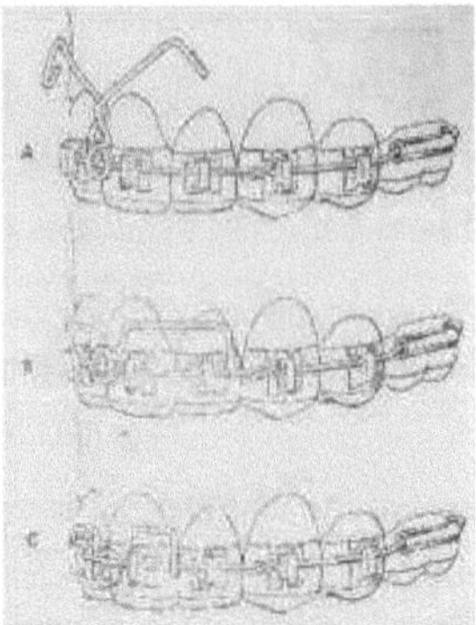

Auxiliar de torção Kitchtons

Auxiliar de inversão do sentido de rotação (arco do úbere)

Nos casos graves de discrepância de massa dentária, ou quando a ancoragem é perdida inadvertidamente, a arcada dentária mandibular pode assumir o seu posicionamento mesio-distal desejado no osso basal antes da conclusão da Fase III. Para retardar o movimento anterior da arcada dentária inferior e para verticalizar os incisivos inferiores, que normalmente estão a ficar inclinados para labial, é aplicado um auxiliar de torção inversa. As esporas verticais exercem pressão labial contra a superfície lingual do fio da arcada principal, enquanto as secções horizontais do auxiliar pressionam lingualmente contra as superfícies labiais dos quatro incisivos. Isto faz com que as raízes destes dentes se movam para vestibular e as suas coroas tentem mover-se para lingual. Uma vez que não existem espaços entre as coroas dos dentes na terceira fase, o movimento lingual das coroas não é possível; no entanto, a força exercida nesta direcção é transmitida distalmente através dos pontos de contacto entre os dentes para os molares inferiores. Este auxiliar de torção inversa torna-se assim uma excelente fonte de ancoragem intra-oral durante a fase 3.

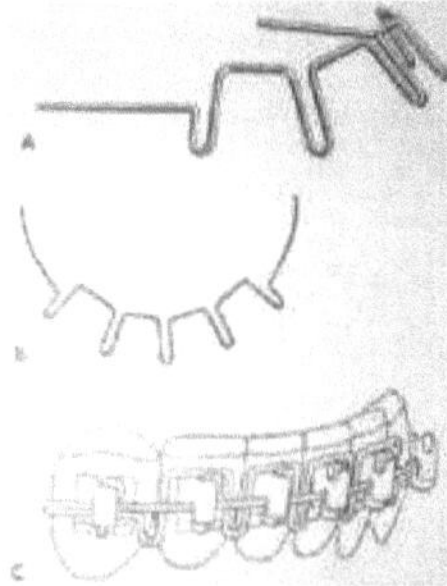

Auxiliar de arco do úbere

As inclinações dos dentes anteriores inferiores devem ser verificadas cuidadosamente enquanto o auxiliar de torção inversa estiver a ser utilizado. Quando esses dentes se tornam verticalizados, como determinado por uma radiografia lateral da cabeça ou palpação digital das eminências radiculares, o auxiliar deve ser removido. Na maioria dos casos, ele não é colocado até próximo ao final da Fase 3; portanto, geralmente é removido quando todos os aparelhos são retirados.

Auxiliar de torção de raiz única proposto por Kesling

Trata-se de um desenho muito útil para qualquer dente (excepto molares) que necessite de um torque radicular na direcção vestibular ou lingual. É particularmente indicado num pré-molar superior, que necessita de um torque radicular vestibular para eliminar a interferência cuspal da sua cúspide palatina pendente.

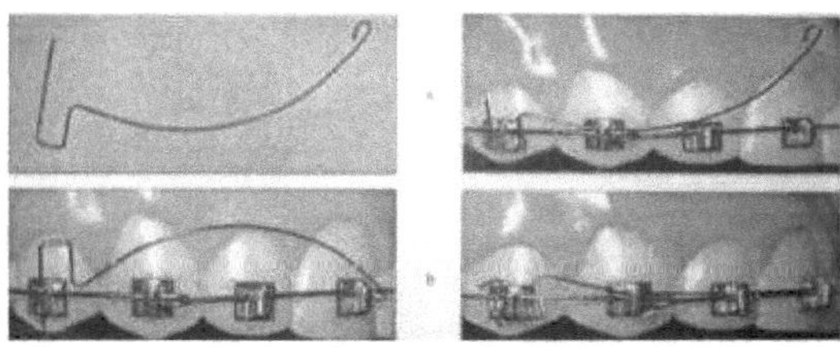

Auxiliar de torção de raiz única

É conveniente colocar o braço longo do piggyback auxiliar sobre o fio da arcada principal, uma vez que o fio da arcada principal não precisa de ser desatado, mas também pode ficar oclusal ao fio base na ranhura. O braço longo deve estender-se a três ou quatro dentes adjacentes quando encaixado nos braquetes. O braço longo está sempre virado para mesial nos dentes pré-molares.

Dependendo de como a curvatura está apontando antes da amarração do auxiliar, o torque gerado terá efeito de movimentação lingual (palatina) ou vestibular da raiz. Por exemplo, o auxiliar colocado com a convexidade voltada para cima terá um efeito de torção da raiz para vestibular nos pré-molares superiores, mas o efeito será de torção da raiz para lingual nos inferiores, e vice-versa. O efeito é transmitido pela extensão vertical do auxiliar através do pilar do braquete para o dente; ao contrário da maioria dos outros auxiliares, que exercem força directamente na superfície do dente.

O braço longo pode estar virado para mesial ou distal nos dentes anteriores, e a acção dependerá da forma como a curvatura do braço longo se relaciona com o fio da arcada de base.

O auxiliar é normalmente fabricado em fio Premium Plus de tamanho 0,012, mas pode ser fabricado em fios mais finos para dentes mais pequenos, como os incisivos inferiores. A força gerada por ele pode ser variada, alterando a acuidade da curvatura. Quanto mais aguda a curva, maior é a força gerada.

Auxiliar de aperto recíproco (modelo SPEC)

É utilizado quando dois dentes adjacentes necessitam de torque radicular em direcções opostas. Um exemplo é o de um incisivo lateral que necessita de um torque radicular vestibular para a sua correcção corporal e o canino adjacente que necessita de um torque radicular lingual porque a sua raiz é muito proeminente.

O auxiliar 'Spec' fabricado em fios mais leves de tamanho 0,009" ou 0,010" pode ser utilizado para controlar os movimentos radiculares durante a primeira e segunda etapas. (Nesta situação, é essencial observar a *angulação* da raiz do canino. Muitas vezes, o canino é angulado mesialmente e, portanto, é susceptível de obstruir o movimento labial da raiz do incisivo lateral. Deve ser colocada simultaneamente no canino uma mola ligeira para verticalização, para eliminar esta interferência). Se necessário para o estágio III, deve ser feito com fio de tamanho 0,012". A caixa no dente que necessita de torque radicular vestibular é colocada incisalmente ao fio principal, enquanto a caixa no outro dente que necessita de torque radicular lingual fica por trás do fio principal. Assim, é necessária uma dobra cruzada entre os dois dentes adjacentes, porque o auxiliar tem de atravessar o fio principal.

A variação da angulação entre os planos das duas caixas permite controlar a força gerada pelo auxiliar.

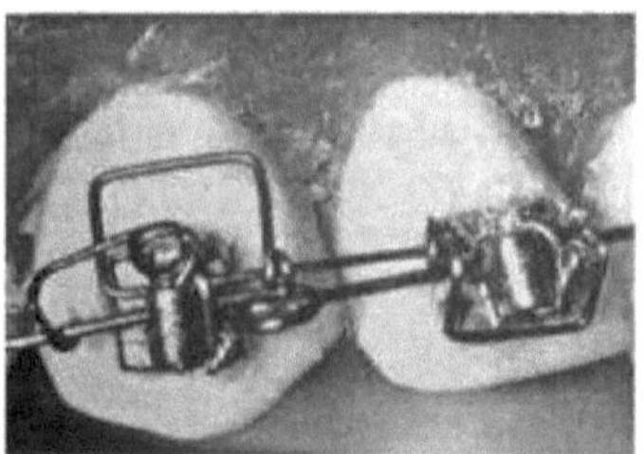

Auxiliar específico com curvas cruzadas

Auxiliar de torção inversa para controlar as raízes dos caninos ou pré-molares

Franciskus Tan descreveu este engenhoso desenho em 1987. Foi descrito para o movimento da raiz vestibular de um canino maxilar impactado palatalmente, cuja coroa foi alinhada mas a raiz ainda está colocada palatalmente e necessita de torque radicular vestibular. No entanto, se for necessário para o torque radicular lingual noutras situações, é simplesmente invertido. Pode ser utilizado igualmente bem nos pré-molares. É fabricado com fio Premium plus de 0,012" e é montado em conjunto com um fio base de 0,018" ou 0,020". É inserido no tubo molar a partir da extremidade distal. É colocado um offset no auxiliar para contornar o fio principal.

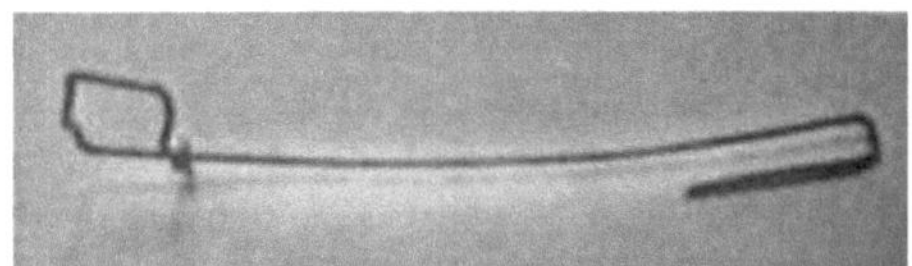

Auxiliar bronzeado

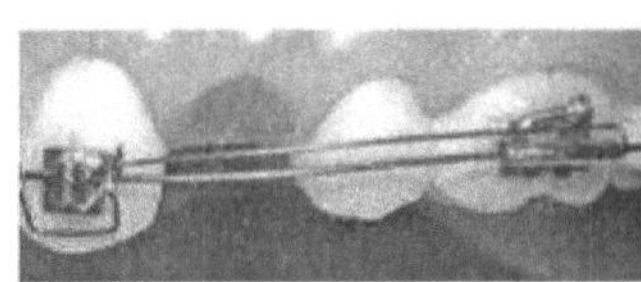

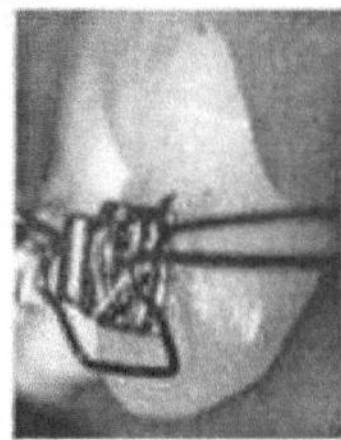

Auxiliar de bronzeamento activado que pressiona a parte incisiva do canino

No artigo original, ele foi girado em 180° para ativá-lo; mas alguns autores, como o Dr. Jayade, preferem uma ativação menor, girando-o em 90°. Para resistir ao torque da raiz palatina no molar que surge como reacção do auxiliar, os molares são estabilizados com a ajuda de um arco transpalatino (TPA).

Auxiliar para o torque radicular vestibular em molares

Quando as coroas dos molares superiores rolam para vestibular, devido a uma falta de controlo durante a terceira fase, as suas raízes devem ser torcidas para vestibular para levantar as suas cúspides pendentes palatinas. Se isto acontecer num caso de extracção de um primeiro molar, a parte traseira dupla nos tubos ovais dos segundos molares pode ser adequadamente torcida para obter um torque radicular vestibular bilateralmente.

Noutros casos, quando não são utilizados tubos ovais, um auxiliar adicional feito com fio de tamanho 0,014" é instalado nos tubos molares redondos ao lado do fio principal da arcada. Tem extensões oclusais do tipo 'boot' nos molares e é inserido a partir da extremidade mesial dos tubos molares. A porção da bota é torcida lingualmente e recebe um dedo do pé para dentro, e todo o auxiliar é adequadamente contraído. O auxiliar não precisa de ser acoplado a outros brackets. Pode ser ligado ao fio principal em 2 a 3 pontos de cada lado.

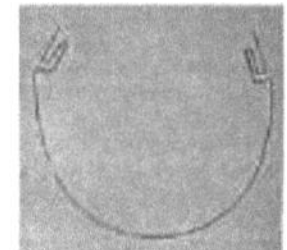

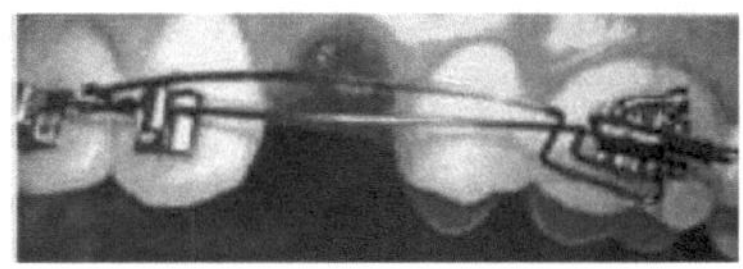

Auxiliar para torque radicular vestibular em molar

Auxiliar para o torque da raiz vestibular apenas nos incisivos laterais

Este desenho é semelhante ao auxiliar de Jenner para reduzir a proeminência das raízes caninas usado durante o estágio I (descrito mais tarde). No entanto, é mais curto, é feito com fio de tamanho 0,012", e é colocado com a convexidade do auxiliar virada para a gengiva. O auxiliar é encaixado primeiro nos braquetes incisivos, e o fio principal é então encaixado por trás. As caixas estendem-se labialmente na área incisal das coroas. Este desenho é muitas vezes necessário nos incisivos inferiores nos casos em que os incisivos centrais e os caninos estão colocados normalmente e, por conseguinte, não requerem um torque radicular lingual recíproco.

Outros auxiliares de aperto

Um auxiliar de torção utilizado em conjunto com um fio de base pesado (0,020 pol.) com um espigão vertical na linha média, como se mostra abaixo.

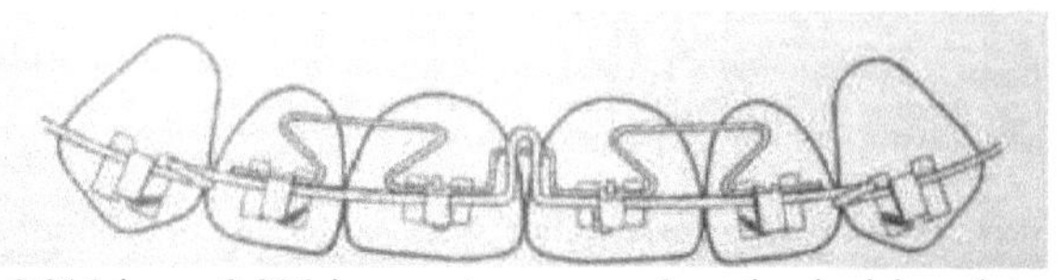

Um auxiliar de 0,014 in ou 0,016 in para torcer as raízes dos incisivos laterais labialmente usado em conjunto com um fio de arco maxilar pesado com um batente gengivalmente direccionado dobrado na linha média como mostrado abaixo.

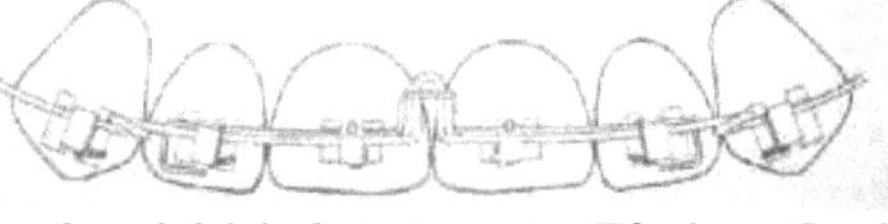

Auxiliares utilizados nas fases iniciais do tratamento - Técnica refinada de Begg[55]

Nos últimos tempos, os defensores da filosofia do Begg Refinado aperceberam-se de que é benéfico ter algum controlo sobre as raízes desde as fases iniciais do tratamento.

Auxiliar de alinhamento de Mollenhauer (MAA)

A inovação da Mollenhauer é um desvio significativo da filosofia e mecânica clássicas de Begg. O MAA tenta controlar a raiz desde o início, sem afectar significativamente a ancoragem e a correcção da sobremordida. Isto tornou-se possível através da utilização de uma combinação de um fio de arco base rígido feito de 0,018" Premium plus, e forças de movimento radicular ultra-leves do MAA feitas com o fio de 0,009" Supreme grade. Edwards descreveu-o como uma micro-versão da alternância entre a fase I e a fase III. Mollenhauer afirmou, com razão, que este é um grande avanço na mecanoterapia de Begg.

Desenvolvimento do AIM

Mollenhauer experimentou pela primeira vez rectângulos feitos no fio de 0,010" para torque recíproco em incisivos adjacentes. Chamou a este auxiliar "SPECS". Ele sentiu que mesmo este fio gerava forças demasiado pesadas para a conservação da ancoragem e abertura da mordida.

O fio Supreme de 0,009" foi fabricado a pedido de Mollenhauer em 1984. Inicialmente, ele utilizou-o para alinhar os dentes, semelhante a um fio NiTi ou Co-ax. Mais tarde, ele começou a fazer um auxiliar em caixa, que ele chamou de "Um Auxiliar de Alinhamento para Braquetes de Arco com Fita". Isto era algo como uma combinação do efeito de alinhamento de um fio com várias voltas e um efeito de torção muito leve de um auxiliar de torção.

Requisitos para a utilização de AAM:

1) Deve gerar forças de movimento da raiz muito ligeiras, pelo que a dimensão do fio não deve exceder 0,009".

2) Quando for necessário um binário recíproco em dentes adjacentes, os rectângulos adjacentes não devem divergir mais de 45o.

3) O auxiliar deve ser capaz de resistir à deformação.

4) O fio da caixa deve poder resistir às forças reactivas verticais e transversais do MAA.

5) Na aplicação Mollenhauer, o MAA é engatado primeiro e o fio principal é engatado por trás. Os rectângulos para o torque lingual da raiz afastam-se da superfície do dente e são fixados com a ajuda de pinos, transmitindo assim directamente a acção de torque através dos pinos para os brackets nos dentes. Por conseguinte, recomenda a maior espessura possível, como a utilizada para os brackets ceramaflex.

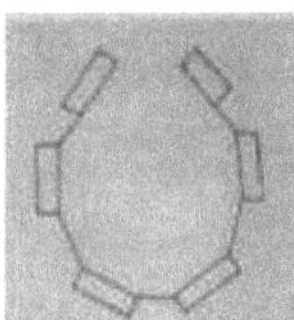 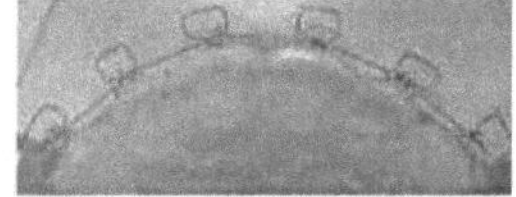 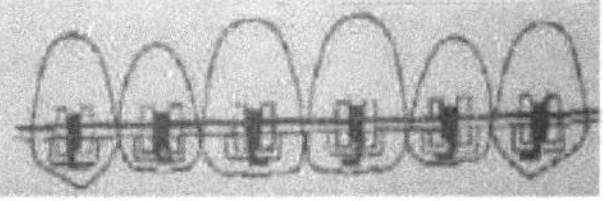

Auxiliar de Alinhamento Mollenhauer S (MAA)

Biomecânica do MAA

• Acções sobre os incisivos superiores

O MAA gera um par muito leve em cada dente. Quando aplicado nos dentes superiores para torque lingual da raiz, esse par tem o mesmo sentido que o par gerado pela força intrusiva do fio de base. Ambos os pares juntos são opostos em direção ao momento gerado pelos elásticos de classe II nos dentes anteriores superiores. Dependendo da relação entre a magnitude dos momentos combinados (produzidos pelo MAA e pela força intrusiva) e a magnitude da força de Classe II (relação M/F), pode ocorrer inclinação controlada ou retração corporal dos incisivos superiores.

Durante a segunda fase do tratamento Begg, a magnitude do momento da força intrusiva diminui, porque as curvas da ancoragem são reduzidas nesta fase. Por isso, deve ser complementada com um momento criado pelo MAA, de modo a obter uma relação momento/força satisfatória para uma inclinação controlada. A continuação do AAM durante a segunda fase evita assim a inclinação indesejável das raízes dos incisivos para vestibular, encurtando assim a terceira fase.

- Acções nos incisivos inferiores

Durante a primeira fase, os incisivos inferiores sofrem apenas um momento da força intrusiva, que tende a alargar as coroas e a lingualizar as raízes. Isto pode ser evitado utilizando um MAA com torque radicular vestibular que anulará o outro momento. Assim, evita-se a queda dos incisivos. Entretanto, quando os incisivos inferiores precisam ser retraídos no estágio II, eles experimentarão uma inclinação lingual da coroa / labial da raiz não controlada por causa dos elásticos Classe I inferiores. Isto pode ser contrariado usando o MAA com torque lingual da raiz. Também pode ser usado para a mecânica de travagem, se for necessário, com um torque mais positivo incorporado.

- Fase III

Devido ao facto de ser necessária uma relação M/F mais elevada (12:1) para o movimento radicular, o MAA fabricado em fio de 0,009" não é eficiente para o torque lingual dos incisivos, uma vez que é demasiado delicado para gerar momentos tão elevados. No entanto, um desenho em caixa semelhante feito com fio de 0,011" pode ser utilizado para este fim.

Várias aplicações do MAA:

a) O MAA foi concebido para o alinhamento corporal de dentes apinhados. O efeito semelhante ao do fio de arco enrolado (expansão + desrotação + nivelamento vertical) foi combinado com o torque lingual ou radicular.

b) Ao dobrar mais binário positivo no MAA, este pode ser utilizado após a fase I como mecanismo de travagem.

c) Mollenhauer recomendou vivamente a aplicação de um torque radicular labial nos incisivos inferiores em casos braquifaciais em crescimento, para evitar que a sua raiz se lingualize.

d) Para controlar a posição mesiodistal da raiz desde o início, chamou a esta aplicação "MAA Tips". Um fio de ligadura é atado ao auxiliar e o pino transfere o efeito de inclinação para o dente.

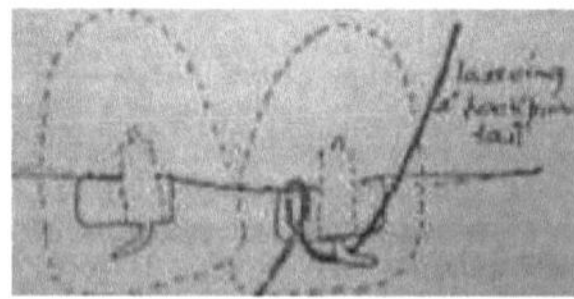

Sugestão MAA
Vantagens do MAA:

a) Eficiência na intrusão e retracção simultânea de dentes anteriores.

b) Eficiência no alinhamento corporal rápido dos dentes anteriores utilizando forças suaves.

c) Resultados estáveis

d) Reciprocidade das forças de torção sobre os laterais ou caninos posicionados palatalmente.

e) Vantagens periodontais: elimina-se a deiscência gengival associada ao torquemento prolongado da raiz vestibular destes dentes durante a fase III.

f) Uma fase III curta, devido ao controlo precoce das raízes, minimiza a inclinação das raízes na direcção oposta.

g) Possibilidade de crescimento de osso cortical nos pacientes A e B

Modificações do MAA - Dr. Jayade

Para o torque radicular vestibular em todos os dentes anteriores, é utilizado o mesmo desenho e aplicação do MAA original. Para outras aplicações, foram propostas algumas modificações

- Aplicação da acção de torque do MAA directamente na superfície gengival dos dentes (semelhante a um auxiliar de torque de Begg), eliminando assim a necessidade de pinos para segurar as caixas. O desenho do MAA foi modificado para aplicação de torque lingual na raiz. São feitas caixas no interior do círculo. No entanto, esta modificação requer uma maior cooperação dos pacientes na manutenção da higiene oral.

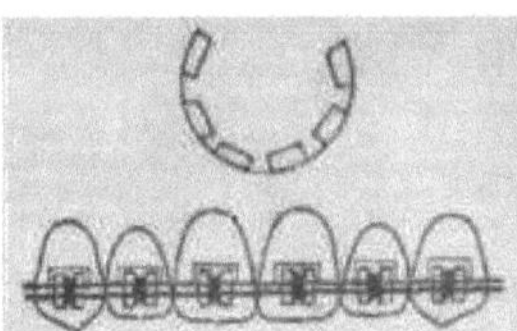

Modificação para o torque da raiz lingual

• Quando é necessário um torque radicular recíproco em dentes adjacentes, a caixa destinada ao torque radicular vestibular passa por cima do fio principal (com a ajuda de uma dobra cruzada) e pressiona contra a parte incisal da coroa.

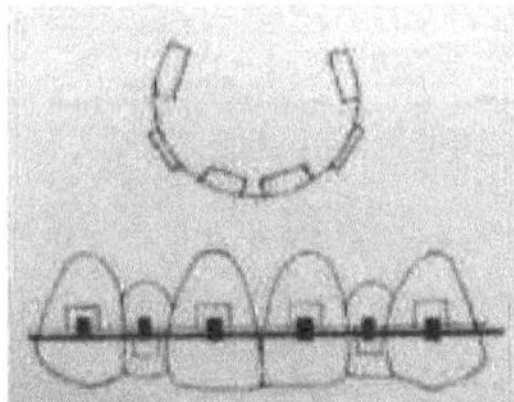

Modificação para binário de raiz recíproco

• A utilização do MAA como um fio com vários laços pode causar uma acção imprevisível ou um tropeçar de voltas, tal como este último. Por isso, o MAA não é preferido para desfazer apinhamentos. O MAA só é colocado depois de ter sido criado espaço suficiente através da distalização dos caninos.

Construção e activação do MAA

O alicate de Tweed parece ser o instrumento ideal para fazer o MAA porque não só faz rectângulos com altura uniforme de aproximadamente 4 mm, como também as probabilidades de fracturar o fio são menores com este alicate porque ambos os seus bicos são planos. A curvatura pode ser afinada com o alicate de bico de pássaro.

A partir de um comprimento adequado de fio S de 0,009", faz-se um molde com o número necessário de rectângulos. A largura dos rectângulos pode ser variada em função da largura dos dentes. As extremidades do fio são enroladas na mesial das duas caixas de terminais.

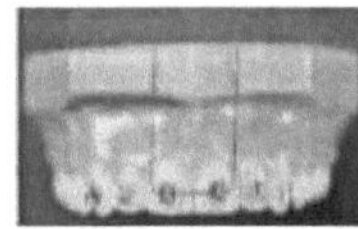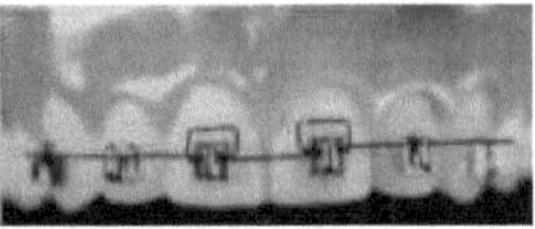

Formação do MAA

A peça em bruto é então activada, dando-lhe a forma de um círculo aberto. Se as duas extremidades da folha forem puxadas manualmente para formar o círculo aberto com o tamanho pretendido, as pernas dos rectângulos começam a cruzar-se. Uma forma semelhante é obtida alterando a angulação do ângulo recto para um ângulo ligeiramente agudo, de modo a que as bases dos rectângulos se cruzem. O vão entre caixas também pode ser ligeiramente curvado.

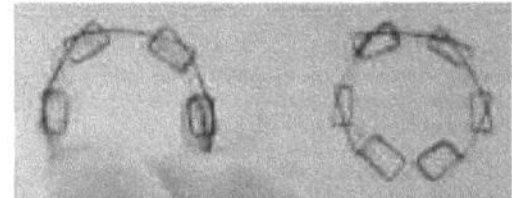

Activação do MAA

Quando é necessário um binário recíproco num ou mais dentes, as caixas destes dentes são feitas em ângulo recto com o plano da peça bruta e com curvas cruzadas.

Outros auxiliares encaixotados

Estes auxiliares são as versões mini do MAA. São fabricados em fios que variam entre 0,009" e 0,012", e com curvaturas adequadas voltadas para a incisão ou gengiva, para controlo radicular vestibular ou lingual, respectivamente. São utilizados em dois ou mais dentes anteriores de uma ou de ambas as arcadas. A força exercida pelas caixas é variável, de acordo com as necessidades individuais, variando o diâmetro do fio a partir do qual o auxiliar é fabricado, o tamanho das caixas (ou, por outras palavras, o comprimento do fio incorporado no auxiliar) e a agudeza da curvatura (quanto mais aguda for a curvatura, mais força será gerada). Os auxiliares que geram forças mais leves são empregues na primeira e segunda fases do tratamento, enquanto os que geram forças mais elevadas se destinam à terceira fase e, por vezes, à segunda fase como mecânica de ruptura.

- Duas caixas nos incisivos centrais superiores para torque radicular lingual num IC. II div. 2 após o alinhamento dos dentes.

- Duas caixas nos incisivos laterais superiores ou inferiores em pé para o torque da raiz vestibular.

- *Jenner S auxiliar*

É constituído por duas caixas nos caninos superiores ou inferiores com raízes muito salientes. Devido ao grande vão, é confeccionado em fio 0,012". As proeminências radiculares podem estar presentes desde o início do tratamento, ou podem tornar-se proeminentes durante o tratamento devido a uma forma incorrecta da arcada. O torque lingual da raiz exercido pelas caixas reduz a proeminência para facilitar a retracção anterior.

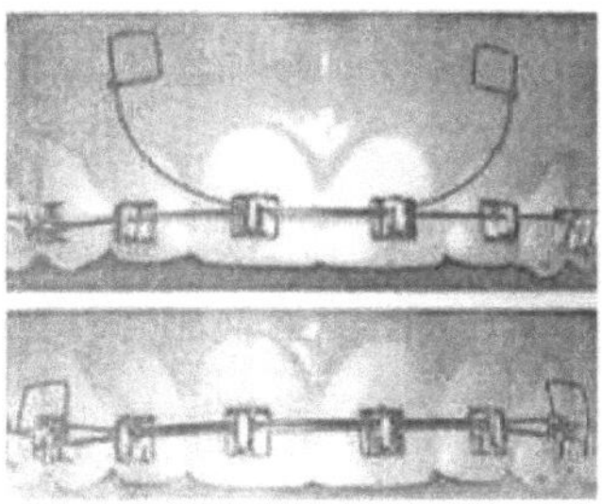

Jenner S auxiliar

- ' *Auxiliar "Spec"*: É utilizado para o torque recíproco em dentes adjacentes, por exemplo, torque de raiz labial nos incisivos laterais em pé e torque de raiz lingual no canino adjacente com raiz proeminente. É dada uma curvatura cruzada entre as duas caixas, se for montada à volta do fio da arcada principal.

Torque com o aparelho pré-ajustado (PEA) - Várias prescrições de torque

Em 1928, Angle observou que uma forma alternativa de fazer com que a arcada se dobre dentro dos braquetes e das bainhas de ancoragem e, assim, obter força para endireitar uma inclinação distal das coroas dos dentes é mudar as posições dos braquetes nas bandas, alterando assim os ângulos de relação das ranhuras dos braquetes com o longo eixo dos dentes, em vez de fazer as dobras verticais na arcada.

Holdaway, no seu artigo de 1952, intitulado "Bracket angulation as applied to the edgewise appliance", afirmou que "é igualmente fácil enganchar o caso com brackets angulados e assim eliminar ainda mais as dobras do fio da arcada no plano vertical".

Jarabak incorporou o torque no braquete em 1957, pelo que lhe é atribuído o mérito de ter sido o primeiro a incorporar efectivamente a orientação no braquete. Jarabak & Fazzell demonstraram uma técnica edgewise modificada que incorporava a mecânica de segunda e terceira ordem no aparelho nos anos 60. Chamaram-lhe "tratamento de construção no aparelho" e consideraram que a tecnologia da altura impedia a incorporação da mecânica de primeira ordem.

Em 1958, foi concedida a John J. Stifter uma patente nos EUA para um bracket edgewise que comprometia um componente macho e fêmea. O componente fêmea era fixado ao dente e foi projectado para receber um dos muitos componentes macho intercambiáveis com várias combinações de inclinação, angulação e proeminência.[14]

Aparelho de fio recto do Andrew (SWA)

Andrews é justamente considerado como o pai do sistema de braquetes pré-ajustados. Quando o Straight-Wire Appliance foi introduzido em 1970, foi por vezes chamado de "um aparelho sofisticado edgewise". Na verdade, embora utilizasse um slot edgewise, o SWA não se encaixava em nenhuma categoria de aparelho existente, devido a certas inovações no conceito, na implementação e nos efeitos ou resultados.[55]

Andrews efectuou medições extensivas em oclusões excelentes não tratadas e tratadas. Ele determinou os ângulos médios de ponta e de torque e as dimensões de entrada/saída da superfície vestibular de cada dente em relação a um plano de arame vestibular plano. Estas dimensões, que representam os objectivos das posições individuais dos dentes, foram depois utilizadas para fabricar brackets para cada dente. Quando cada braquete foi precisamente posicionado no ponto médio do eixo facial e alinhado com o eixo facial, eles coletivamente se tornaram o aparelho Straight Wire. Isto, de facto, orienta a ranhura do fio do arco para uma ponta específica, torque, e ângulo de rotação, mais altura e dimensões de entrada/saída para a superfície facial de cada dente. O SWA tem sido descrito como a *primeira geração de braquetes pré-ajustados.*[23]

A concepção do SWA procurou integrar o máximo de tratamento possível no aparelho:

1. Cada bracket foi personalizado para o seu tipo de dente, reflectindo várias considerações, incluindo o tamanho relativo dos dentes, factores gengivais e higiénicos, facilidade de utilização clínica, conforto do paciente e redução da interferência oclusal do bracket.

2. As ranhuras pré-anguladas realizaram a ponta do dente mesio-distal, permitindo que o bracket fosse colocado "directamente" na coroa em vez de ser angulado. Isto eliminou o potencial de "balanço" que é inerente ao contacto de dois pontos de um bracket angulado.

3. As bases dos brackets foram inclinadas para cada tipo de dente, de modo a obter um "torque" dentário adequado - com o centro de cada ranhura à mesma altura que o meio da coroa clínica (essencial para a tecnologia Straight-Wire). Esta inovação substituiu o binário das ranhuras no sentido da borda, que não é compatível com o verdadeiro tratamento straight-wire. As ranhuras SWA não eram torcidas, embora pudessem parecer ser devido ao desenho

da face do braquete.

4. As bases SWA foram contornadas verticalmente, bem como horizontalmente, resultando num bom ajuste do braquete ao dente e numa localização fiável e reproduzível da ranhura do braquete em relação à coroa.

5. A distância entre a base da ranhura e a base do suporte variou para cada tipo de dente, satisfazendo os requisitos de entrada/saída.

6. A orientação integrada (ponta, torque e entrada/saída) minimizou a manipulação do fio da arcada, tornando o movimento dentário mais directo, poupando tempo de tratamento e de cadeira e melhorando a consistência dos resultados finais.

7. As características de orientação foram pré-programadas para reflectir os resultados da investigação que são consistentes com os requisitos da oclusão funcional. Assim, foram promovidos melhores objectivos oclusais, embora estes objectivos possam ser modificados pelo utilizador do SWA.

8. O desenho do bracket facilitou a colocação exacta do bracket num local da coroa mais fiável do que qualquer ponto de referência anteriormente utilizado neste processo. Este local é uma "parte do pacote" da abordagem Straight-Wire, e é sustentado por uma lógica explícita. A localização final do slot não varia mais devido a pontos de referência defeituosos ou incoerências nas técnicas de bandagem.

9. Estavam disponíveis suportes das séries Extraction e Extraction, com características anti-tombamento e anti-rotação.

10. Cada suporte tinha a sua própria identificação quanto ao tipo de dente.

Suportes standard

O conceito de programar a orientação dentária no braquete, em vez de no fio, baseia-se no reconhecimento de que existem grandes semelhanças na morfologia dos tipos de dentes normais e nas suas posições quando estão ocluídos de forma óptima. Um aparelho totalmente programado coloca essas semelhanças em acção, realizando toda ou quase toda a orientação dentária com arcos flexionados e não dobrados. A versão mais simples de um aparelho totalmente programado consiste em braquetes projetados para guiar os dentes que não necessitam de translação, chamados de braquetes padrão. A partir dos estudos de Andrew, verificou-se que a faixa de inclinação para os incisivos era maior do que para os outros dentes. Isto não reflecte uma morfologia dentária diferente, mas sim padrões esqueléticos diferentes.

Incisivos maxilares

Verificou-se uma diferença média de 18^0 entre a inclinação do eixo facial (FACC) da coroa clínica e a do eixo longo do incisivo central superior. Estão disponíveis três suportes para incisivos centrais:

1. Para uma condição intermaxilar de classe I, a inclinação do incisivo maxilar deve ser de aproximadamente 25o, isto é, menos 18o, o que corresponde a uma inclinação da base do braquete de 7o.

2. Para as tendências inter-braquetes de classe II, a inclinação do eixo longo do dente é de 20o, portanto a inclinação da base do braquete deve ser de 2o.

3. Para as tendências inter-braquetes de classe III, a inclinação do eixo longo do dente é de 30o, a inclinação da base do braquete deve ser de 12o.

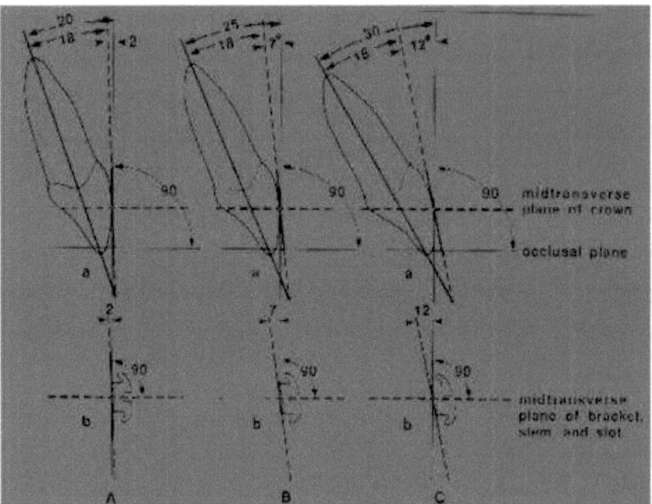

Prescrição de brackets para incisivos centrais superiores
No mesmo estudo de medição, verificou-se que a inclinação dos incisivos laterais superiores era, em média, 40 vezes inferior à do incisivo central superior, independentemente da inclinação deste último. Assim, qualquer que seja a inclinação da base do braquete prescrita para o incisivo central superior, a inclinação da base do braquete dos laterais deve ser 40 vezes menor.

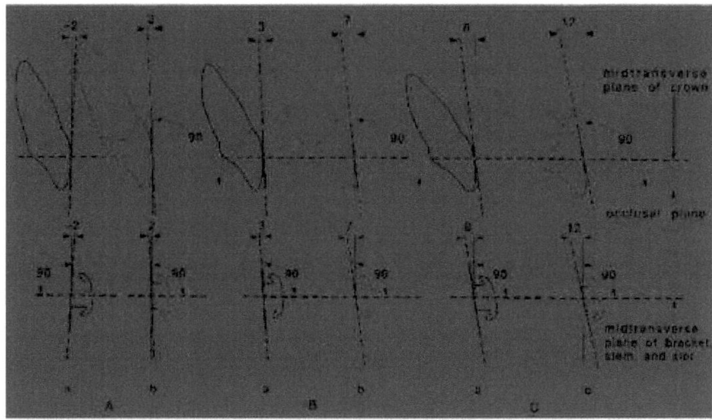

Prescrição de brackets para incisivos laterais superiores
Incisivos mandibulares

O incisivo central mandibular tinha uma diferença média de 16o entre o eixo facial (FACC) da coroa clínica e o eixo longo do dente. O suporte correcto do incisivo mandibular pode ser determinado subtraindo 16o da inclinação projectada pós-tratamento dos dentes ao longo do eixo, relativamente a uma linha 90o do plano oclusal.

1. Para tendências intermaxilares de classe I, o valor pós-tratamento deve ser de aproximadamente 15o, pelo que a inclinação da base do bracket deve ser de -1o

2. Para tendências intermaxilares de classe II, o valor pós-tratamento deve ser de aproximadamente 20o, de modo que a inclinação da base do braquete deve ser de 4o.

3. Para discrepâncias intermaxilares de classe III, o valor pós-tratamento deve ser de aproximadamente 10o, pelo que a inclinação da base do bracket deve ser de -6o

As inclinações das coroas dos incisivos centrais e laterais da mandíbula são aproximadamente iguais, portanto, qualquer inclinação prescrita para os centrais da mandíbula também seria prescrita para os laterais.

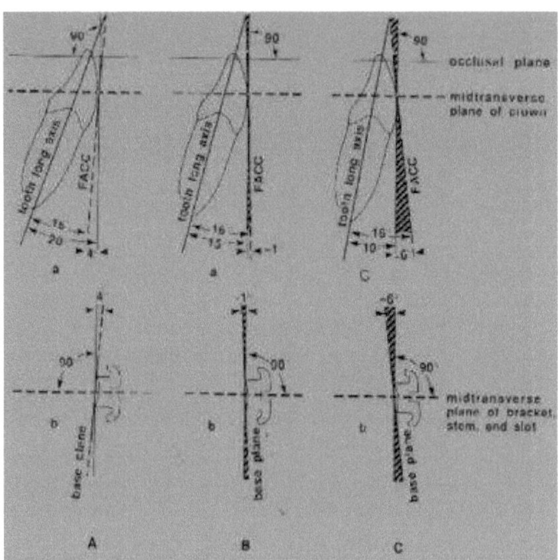

Prescrição de brackets para incisivos mandibulares

Brackets para dentes posteriores

Excepto para os molares superiores, apenas é necessário um bracket standard para cada tipo de dente. Os molares superiores requerem dois brackets:

1. Para a classe I, deve ser aproximadamente 5o.

2. Para a classe II, o molar deve estar na vertical.

Suportes de tradução totalmente programados

Quando é necessário deslocar os dentes para os espaços de extracção, é necessário gerir problemas como a ponta mesio-distal e a rotação dos dentes adjacentes ao local de extracção. Também no molar superior, devido à raiz palatina proeminente, a ponta buco-lingual também tem de ser resolvida. Por isso, foi necessário incorporar características adicionais de encaixe no braquete padrão. Estas foram efectuadas por Andrews em 1972.

Contra ponta buco-lingual

Esta característica é necessária apenas para os braquetes de translação do molar superior. Quando uma força dirigida mesialmente é aplicada a um braquete padrão não-programado ou totalmente programado, predispõe este dente a inclinar-se mesialmente e a girar como os outros dentes. Mas ele também inclina para vestibular por causa do arrasto imposto pela raiz lingual dominante do dente. Clinicamente, isso faz com que as cúspides vestibulares fiquem mais orientadas para a gengiva e as cúspides linguais mais posicionadas oclusalmente.

Este efeito é resolvido pela característica de ponta contra-bucal-lingual, fornecendo uma inclinação de base mais negativa do que um braquete padrão. O aumento da inclinação negativa da base posiciona a ranhura de modo a que um fio de arco plano e rectangular forneça tanto o momento da ponta contra-bucal-lingual necessário durante a translação como a correcção da inclinação no final da fase de translação.

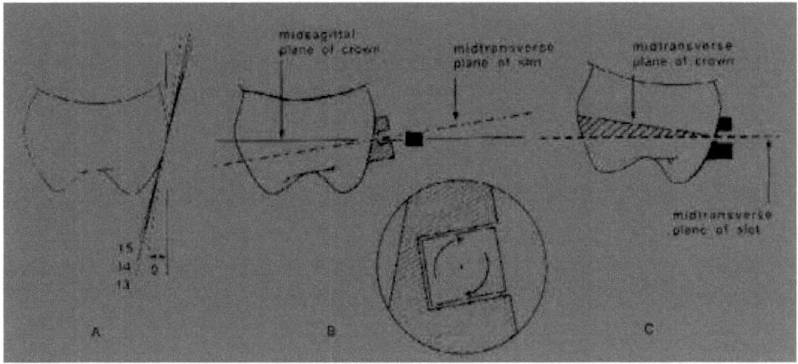

Contador Ponta buco-lingual

Estão disponíveis três opções:

1. Quando a translação for igual ou inferior a 2 mm, mais 40 de inclinação negativa da base.

2. Quando a translação deve ser superior a 2 mm mas inferior a 4 mm, mais 50 de inclinação negativa da base.

3. Quando a translação for superior a 4 mm, mais 60 de inclinação negativa da base.

Assim, a inclinação da base + o comprimento da ranhura facio-lingual + a deflexão do fio da arcada rectangular + a força mesial ou distal é igual à inclinação e à inclinação da contra-ponta buco-lingual sobre a correcção.

O novo aparelho com torque

O Dr. Thomas Creekmore relatou em 1973 que, é mais eficiente e consome menos tempo ter o torque cortado no braquete do que torcer os fios da arcada. O que ele tentou fazer com o Novo Aparelho Torqued, ao incorporar o torque e outras características nos braquetes, foi incorporar 90% do tratamento, deixando 10% para ajustes. Isso contrasta com a maioria dos aparelhos que requerem 90-100% de ajustes.[67]

Binário de aperto do suporte com o Novo aparelho torcido

Dente	Maxila	Mandíbula
Incisivo central	70	00
Incisivo lateral	30	00
Caninos	-70	-70
1st pré-molar	-70	-150
2nd pré-molar	-70	-150
1st molar	-100	-250
2nd molar	-100	-250

Existem situações, tais como uma Classe II divisão 1 com anterios superiores erectos, em que os dentes podem necessitar de um aperto excessivo. No entanto, seria impraticável tentar fornecer um inventário de bandas para cobrir todas as necessidades de aperto possíveis. Os torques fornecidos foram procurados para evitar a maioria dos ajustes na maioria dos casos. O aparelho não pode ser 100% e, além disso, não existe 100% de actividade de torque entre o fio e o bracket. Portanto, nos casos em que o clínico não está satisfeito com o torque fornecido nos braquetes, ele pode ajustar o fio do arco retangular para obter o resultado ocular ou cefalométrico desejado. Não são utilizados auxiliares de torque. Se for necessário torque, este é ajustado nos fios rectangulares.

A receita Roth

Ronald Roth começou a utilizar o aparelho de arame recto no seu consultório em 1970, quando Andrews lhe ofereceu o primeiro conjunto de protótipos de brackets que eram soldados em material de banda apertada e que tinham sido maquinados com grandes custos. Depois de ver o progresso do tratamento do primeiro paciente, ele mudou sua prática exclusivamente para o SWA.[61]

Segundo Roth, os dentes tendem a recair de volta para o ponto de partida, e se a contra-ponta, a contra-rotação, o contra-torque e o nivelamento da curva de Spee fossem aplicados ao SWA em todas as direções possíveis, então seria possível usar primariamente uma prescrição para a maioria dos casos, e terminar com um objetivo de *"fim de terapia com aparelho"*, no qual todas as posições dos dentes estão levemente sobre-corrigidas e a partir do qual os dentes provavelmente se estabelecerão em posições normais não-ortodônticas. Assim, com o conceito de sobre-correcção, ele concebeu a sua prescrição abrangente utilizando os brackets de extracção disponíveis da Andrews.

Em 1979, Roth introduziu uma configuração de brackets que continha modificações na ponta, no torque, nas rotações e no movimento de entrada e saída dos brackets da configuração padrão Andrews. Esta foi descrita como a *segunda geração de brackets pré-ajustados* e as suas modificações foram amplamente aceites pelos clínicos.

Motivos da alteração:

• *Problema de inventário* - Para tratar diferentes casos, os médicos deviam comprar kits de bandas para todos os conjuntos e séries de Andrew. Assim, havia um grande stock nas prateleiras. Além disso, mudar qualquer coisa nos aparelhos era proibitivamente caro.

• *Perda de ancoragem* - Quando braquetes angulados mesialmente foram colocados nos dentes posteriores, os dentes tenderam a inclinar-se mesialmente e a migrar para a frente, o que resultou na perda de ancoragem.

A principal diferença entre a filosofia Andrews e a abordagem Roth para a utilização do aparelho de arame recto tem a ver com a forma como os dentes são movimentados e não necessariamente com o resultado final desejado ou com o resultado obtido.

• ANDREWS tentou transladar os dentes ao longo do tratamento sem nunca inclinar os dentes. Isto levou à necessidade de utilizar a mecânica de deslizamento e um número de séries diferentes de brackets para resolver o problema da translação dos dentes.

• Na abordagem ROTH, a inclinação dos dentes é permitida, através da utilização de fios redondos na fase inicial do tratamento, mas a tentativa é manter a inclinação a um nível mínimo, não sendo necessário recorrer a mecânicas complexas para efectuar a verticalização.

Prescrição maxilar

Foi incorporado um binário extra nos incisivos superiores (mais 5° do que o normal) que

• Melhora a estética, evitando o perfil achatado, o lábio superior recto e o ângulo naso-labial obtuso.

• Proporciona mais espaço para os dentes anteriores inferiores, ajudando assim a intercuspidação da classe I.

• Estabelece uma orientação anterior adequada e evita o stress lateral nos segmentos posteriores.

Existe um conjunto de dentes anteriores maxilares "Super Torque" para casos como a Classe II, divisão 2, em que pode ser necessária uma quantidade extrema de torque.

Há correspondentemente menos torque negativo nos caninos superiores para compensar o efeito recíproco de construir mais torque positivo nos incisivos. Os caninos superiores têm 2° mais de ponta distal, porque estão a ser retraídos na maioria dos tratamentos. Além disso, eles têm uma rotação de 2° para a mesial.

Os segmentos vestibulares superiores estão distalmente verticalizados a 0°, os bicúspides estão rodados 2° mesialmente para compensar a rotação que acompanha a tracção distal, e os molares superiores têm 14° de rotação distal (o dobro da quantidade encontrada nos normais não ortodônticos) e 14° de torque radicular vestibular (5° mais do que o normal).

Prescrição mandibular

Na arcada mandibular, os braquetes dos incisivos são os mesmos dos normais não ortodônticos. Os caninos inferiores têm 7° de ponta mesial e 2° de rotação distal. Todo o segmento vestibular inferior tem uma ponta distal de 3° em relação ao normal e uma rotação distal de 4°. Esses dentes assentam mais mesialmente do que os superiores e simultaneamente giram mesialmente, necessitando, assim, de uma rotação distal extra. O torque nos segmentos vestibulares inferiores permanece normal, porque a correção excessiva nesse plano só leva a problemas e interferências. Os dois molares inferiores têm exactamente o mesmo grau de torque radicular, uma vez que o aparelho assenta na cúspide mesio-bucal (a medição do torque para os normais não ortodônticos foi feita a partir do sulco vestibular).

O sistema de fixação Level

Este sistema foi apresentado por Terrel L. Root. É um sistema concebido para ortodontistas orientados para objectivos, que gostariam de tratar eficientemente para um objectivo pré-determinado.[68]

Este sistema quantifica os requisitos de ancoragem do problema ortodôntico e, assim, clarifica os passos de tratamento necessários para atingir o objectivo. Consiste num aparelho com banda ou colado com ponta, torque e offset incorporados e numa tabela de análise e planeamento do tratamento com um procedimento de tratamento passo a passo.[57]

Reed Holdaway, em 1952, descreveu a pré-angulação do aparelho edgewise no segmento vestibular da mandíbula. O sistema de ancoragem Level pode ser descrito como um aparelho de fio recto com preparação de ancoragem como descrito por Holdaway.

Binário do suporte com o sistema de ancoragem Level

Dente	Maxila	Mandíbula
Incisivo central	150	00
Incisivo lateral	70	00
Caninos	00	-60
1st pré-molar	-70	-110
2nd pré-molar	-70	-170
1st molar	-100	-220
2nd molar	-100	-250

A disciplina Vari-simplex

Este sistema, que se baseia na filosofia edge-wise, foi desenvolvido e introduzido pelo Dr. R.G. Wick Alexander.

- *"Vari"* refere-se à variedade de tipos de suportes utilizados (Twin, Lewis e Lang).
- *"Simplex"* refere-se ao princípio KISS (Keep it simple, sir).

O termo *"disciplina"* foi escolhido, em vez de *"aparelho"*, para reflectir a ideia de que o ortodontista deve ter conhecimentos sobre a mecânica dos bordos e deve desempenhar um papel activo na aplicação do aparelho a cada paciente, para que o tratamento seja bem sucedido.

A disciplina Vari-simplex inclui um sistema de suportes específico. Os brackets são todos pré-torcidos, pré-angulados e apresentam uma espessura de base de bracket especificada para reflectir considerações de entrada/saída. Os factores mais importantes na determinação do desenho dos brackets na disciplina Vari-simplex são os tamanhos e formas dos dentes, especialmente a largura mesio-distal e a curvatura. Isto influencia a largura interbraquetes, que por sua vez, afecta a capacidade de rodar os dentes e nivelar a arcada sem utilizar molas verticais demoradas, multi-loops ou fios de arcada adicionais.[69]

Binário de aperto do suporte para o sistema Vari-simplex

Outros aparelhos pré-tensionados determinaram seu torque a partir de medições da dentição natural. A abordagem de Alexander foi medir os torques em arcos retangulares usados para finalizar casos ortodônticos bem tratados. Ele pegou 50 resultados finais que ele gostava e mediu os torques nos arcos finais usados para obter esses resultados.

Este sistema é projectado de tal forma que os melhores resultados são alcançados quando um fio de arco de 0.017 polegadas 0.025 polegadas é usado para preencher os slots de braquete de 0.018 polegadas. Permitindo uma folga suficiente para permitir um fácil encaixe do fio de arco na base da ranhura, o que aumenta o conforto. A regra geral é que 0,001 polegadas de folga equivale a cerca de 4^0 de binário, que pode ser menos ou mais.

Dente	*Maxila*	*Mandíbula*
Incisivo central	140	-50
Incisivo lateral	70	-50
Caninos	-30	-70
1st pré-molar	-70	-110
2nd pré-molar	-70	-170
1st molar	-100	-220
2nd molar	-100	-270

As medições do binário diferem das utilizadas noutros sistemas em três aspectos principais:

• O binário de -30 nas cúspides (em comparação com outros binários de -70 a 7^0) elimina a necessidade de ajustar o binário durante o tratamento.

• Não é colocado qualquer torque nos tubos do segundo molar inferior à medida que os omega loops são colocados. Quando este é dobrado para vestibular para evitar o impacto gengival e para reduzir o aprisionamento de alimentos, o torque apropriado é automaticamente colocado. Se não for utilizado o omega loop, deve ser colocado o torque adequado no tubo.

• Nos incisivos mandibulares é colocado um torque de -50° na coroa lingual ou na raiz vestibular. O efeito do torque de -5° é manter os incisivos inferiores na sua posição original. Ele não faz com que os dentes se inclinem para lingual. Em alguns casos de não-extracção, os incisivos inferiores são inclinados para a língua antes do tratamento. Nestes casos, o torque padrão de 0° deve ser substituído pelo torque de -5°.

O sistema bio-progressivo

A terapia bio-progressiva foi introduzida pelos Drs. Robert Ricketts e Ruel Bench que combinaram a mecânica edgewise contemporânea com princípios de diagnóstico sólidos e uma abordagem inovadora à mecânica seccional.[70]

A terapia bio-progressiva convencional dita o controlo do torque desde o início. É mais eficiente levar o dente directamente ao seu objectivo de tratamento excessivo do que esperar até às fases finais do tratamento. A configuração precoce da oclusão posterior fornece a estrutura para posições dentárias vestibulares e anteriores correctas.

Quatro situações de tratamento em que é necessário um controlo de torque do movimento da raiz:

1. *Para manter as raízes no osso trabecular vascular - para um movimento eficiente.*

Para movimentos iniciais, tais como a intrusão de incisivos ou a retracção de cúspides - em que o movimento através de uma estrutura óssea trabecular menos densa é desejado por ser mais eficiente - o controlo de torque permite-nos conduzir as raízes para longe do osso cortical mais denso e mais espesso, e através dos canais menos densos do osso trabecular vascular. Os incisivos inferiores são suportados pelo osso cortical lingual e requerem um torque radicular vestibular para a sua intrusão eficiente através do osso trabecular mais vascular.

2. *Colocar as raízes contra o osso cortical denso - para ancoragem.*

O controlo do binário dos dentes que estão a ser ancorados ou estabilizados contra o movimento é feito através da colocação das suas raízes em justaposição contra o osso cortical mais denso.

3. *Torque para remodelar o osso cortical*

O reposicionamento dos dentes exige frequentemente que as raízes sejam deslocadas para a estrutura óssea cortical densa e menos vascularizada.

Exemplos de tais situações são:

- Retracção dos incisivos superiores e inferiores através das placas corticais linguais densas
- Movimentos de torção da raiz do incisivo superior
- Cúspides superiores afectadas, quer no palato quer no alto do vestíbulo labial
- Movimento para a frente dos molares inferiores para fechar espaços criados por dentes em falta ou extraídos.

Movimentos desta natureza requerem um controlo adequado do binário utilizando forças ligeiras, de modo a evitar uma inclinação excessiva que pode complicar ainda mais o tratamento.

4. *Torque para posicionar os dentes na pormenorização da oclusão final.*

A quarta situação em que o controlo do torque da raiz é desejado é durante as fases finais do tratamento, em que os detalhes finais da oclusão estão a ser estabelecidos, em que o encaixe e a malha dos dentes requerem um alinhamento correcto da raiz para uma função adequada e uma melhor estabilidade.

O sistema de braquetes Bio-progressive evoluiu ao longo de três modelos principais:

1. Padrão Ricketts Bio-progressivo (década de 1950)
2. Bio-progressivo de torque total de Ricketts (anos 60)
3. Ricketts Triplo Controlo Bio-progressivo (década de 1970)

Binários de aperto dos suportes (Bio-progressive Simplified - Hilgers)

Dente	Maxila	Mandíbula
Incisivo central	220	-10
Incisivo lateral	140	-10

Caninos	70		-70
1st pré-molar	-70		-110
2nd pré-molar	-70		-170
1st molar		-100	-270
2nd molar		-100	-270

Incisivos maxilares

O torque da raiz lingual que alguns clínicos podem considerar excessivo é necessário para alcançar um ângulo inter-incisal de 126°. Nem todos os casos devem ser torcidos até este ângulo, mas este torque embutido permite-o quando um fio de arco de tamanho normal é utilizado. É mais fácil reduzir o torque com fios redondos ou de tamanho menor do que aplicar mais torque no fio.

Quanto mais braquifacial for o caso, mais torque é necessário. Os tipos dolicofaciais, que são frequentemente casos de extracção, necessitam do torque para evitar o despejo durante o encerramento do espaço. Por conseguinte, a acentuação do torque lingual da raiz é adequada na maioria dos casos.

Cúspides maxilares

Consistente com um ângulo inter-canino de 134°, a cúspide superior deve ser torqueada ligeiramente para lingual (70). Este é um ponto comum de controvérsia, juntamente com o torque na cúspide inferior.

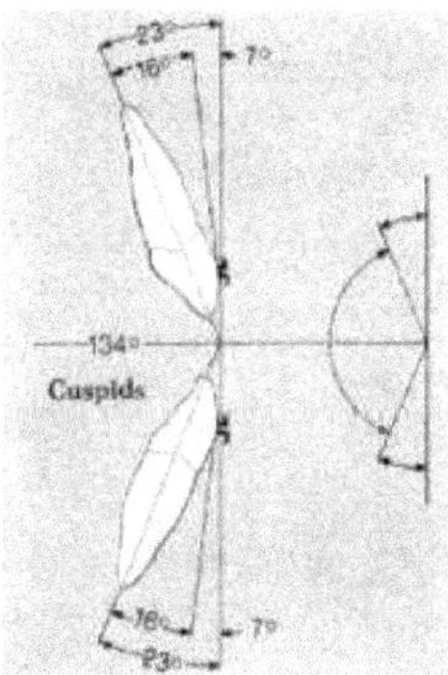

Torque cúspide

Do ponto de vista estético, a inclinação labial das cúspides superiores é importante para apoiar os cantos da boca e o complexo canino. Se a raiz da cúspide superior estiver inclinada verticalmente e a superfície labial se curvar para lingual, esse suporte estético é perdido. Pode não ser tão evidente em casos de não-extracção, em que ocorre expansão e o dente fica inclinado para fora, mas é óbvio em casos de extracção, em que os segmentos anteriores superiores ficam inclinados para a língua.

Além disso, existe uma tendência mecânica para destorcer as cúspides superiores à medida que são retraídas em casos de extracção. Como a placa cortical densa que envolve as cúspides superiores é particularmente ondulada (especialmente em adultos), é difícil retrair as cúspides sem impactar a raiz na placa labial. É mecanicamente mais eficiente manter a raiz da cúspide na calha cortical ao movê-la distalmente.

Finalmente, a relação entre o incisivo lateral superior e o canino superior é influenciada pelo seu torque relativo. O diferencial de torque entre os dois segmentos (14° a 7°) deve ser reduzido ao mínimo para manter a integridade dos contornos da superfície labial.

Bicúspides maxilares

O torque radicular vestibular (-7o) assegura que as raízes podem ser ligeiramente para lingual e suportadas pelo osso cortical denso do palato - particularmente quando a expansão faz parte da mecânica de tratamento.

Primeiros molares superiores

As raízes dos primeiros molares superiores (e de todos os segmentos vestibulares superiores) devem ser ligeiramente inclinadas para a lingual, de modo a que as forças de oclusão sejam então direccionadas através do osso cortical pesado do palato e de volta através do contraforte da crista principal.

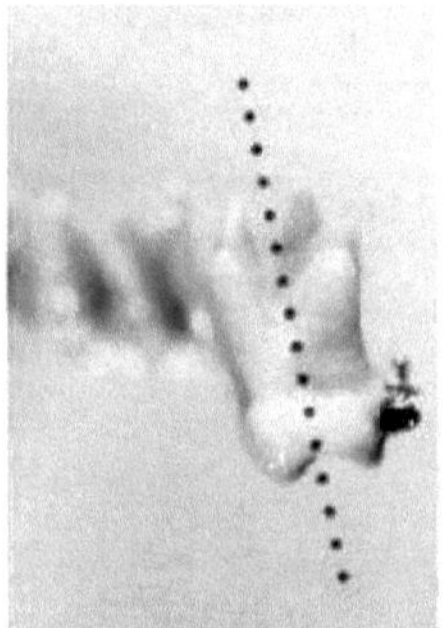

Posição da raiz lingual com fio recto e torque da raiz vestibular no tubo terminal.

Incisivos mandibulares

O torque ideal do incisivo inferior - tal como acontece com o incisivo superior - varia consoante o tipo de rosto. No entanto, um torque de -1° permite flexibilidade suficiente para aumentar ou diminuir o torque, conforme exigido pelos tipos dolicofacial ou braquifacial.

Cúspides mandibulares

A inclinação disto-bucal do canino inferior articula-se com a inclinação mesio-lingual do canino superior para criar a orientação primária para a desarticulação da oclusão do lado de balanceio. Por conseguinte, a superfície labial seria idealmente inclinada ligeiramente para fora - implicando um torque lingual da raiz.

A raiz do canino inferior deve entrar em contacto com o plano alveolar lingual, que é o suporte ósseo que sustenta a desarticulação. Essa posição é difícil de ser criada se a raiz do canino inferior estiver vertical ou apoiada principalmente na vestibular (0° a -10°).

O torque radicular lingual também é vantajoso do ponto de vista mecânico, uma vez que o canino inferior é movido mesialmente ou distalmente. Isto é especialmente verdadeiro em casos de extracção, porque todas as mecânicas de consolidação têm a tendência de desbastar ambas as arcadas.

Primeiros bicúspides mandibulares

O suporte radicular do primeiro pré-molar inferior é principalmente lingual. Mesmo assim, deve haver um torque radicular vestibular no braquete para acomodar passivamente a maior curvatura vestibular da coroa.

Segundos bicúspides mandibulares

O segundo bicúspide inferior deve ter um torque radicular vestibular simétrico ao do primeiro e segundo molares inferiores, porque o seu principal suporte ósseo cortical é através da crista oblíqua externa.

Primeiros molares inferiores

O torque do fio do arco principal deve ser suficiente para manter a ancoragem criada pela posição natural da raiz contra o osso cortical da crista oblíqua externa. O tubo auxiliar não deve ser torcido, de modo que uma dobra de 90° do fio auxiliar evitará o tecido mole. Se este tubo fosse torcido, seria necessário efectuar dobras compensatórias para manter o arco de utilidade fora do tecido gengival à volta do primeiro molar inferior. O desvio vestibular do tubo auxiliar mantém a mecânica do arco auxiliar e do arco principal em diferentes planos de espaço.

Terapia bio-eficiente

A Terapia Bio-eficiente é um sistema de fácil utilização e de fácil utilização para o paciente, concebido por Anthony D. Viazis para encurtar a morosa fase inicial do tratamento.

A Viazis desenvolveu um braquete único multifuncional para a Terapia Bio-eficiente que resolve este problema de design, ao mesmo tempo que proporciona um movimento dentário óptimo.[71]

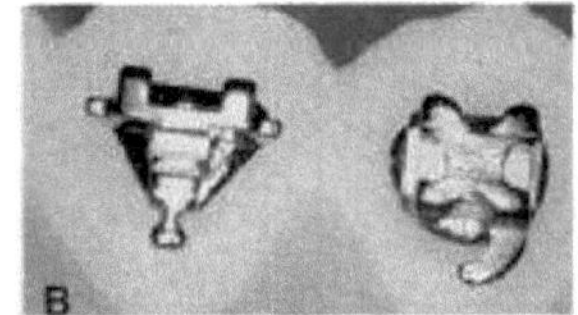

Suportes utilizados na terapia bio-eficiente

O aumento da distância entre ranhuras dos novos brackets e a flexibilidade dos fios super-elásticos permitem ao clínico iniciar o tratamento com arcos redondos, quadrados ou mesmo rectangulares maiores. O objectivo é optimizar a utilização da versatilidade destes fios para alinhamento, nivelamento e encerramento de espaços em simultâneo, e avançar o mais rapidamente possível para os fios de acabamento em aço inoxidável. Ao proceder mais rapidamente a uma fase de acabamento individualizada, reduz-se o desgaste do paciente e do médico e produzem-se resultados visíveis no início do tratamento, melhorando a cooperação do paciente e a qualidade dos cuidados.

Binário de aperto do suporte

Como a maioria dos clínicos terminam com fios de tamanho inferior, é necessário um binário extra para contrariar qualquer efeito de inclinação produzido pela mecanoterapia activa, especialmente durante o encerramento do espaço. A prescrição de braquetes para o sistema Bio efficient foi concebida para sobrecorrigir más oclusões e para tornar possível trabalhar com os maiores fios possíveis desde o início do tratamento. Trata-se de uma modificação dos sistemas pré-ajustados desenvolvidos por Roth, Andrews, Alexander e Hilgers.

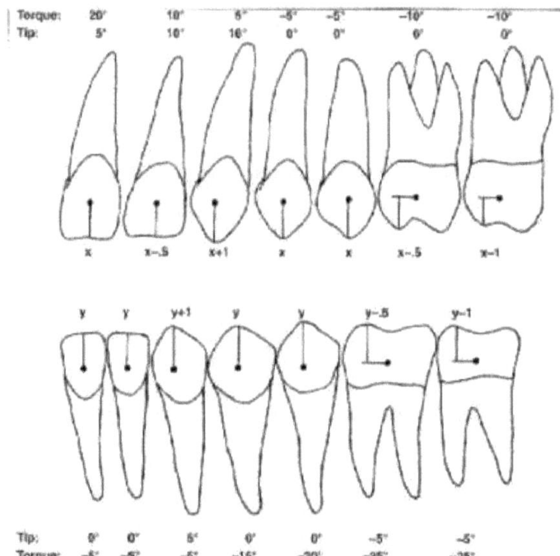

Alturas e prescrições dos brackets (x = distância da base do bracket do incisivo central superior

ao bordo incisal; y = distância da base do bracket do incisivo central inferior ao bordo incisal).

Os brackets torque-in-base têm uma forma diagonal e as bases têm formas triangulares com contornos anatómicos. A altura do braquete do incisivo central superior é projectada de modo a que o meio do dente (o ponto FA de Andrews 18) coincida com a ranhura do braquete. Outras alturas de braquetes são mostradas de acordo com a distância da base em relação à borda incisal.

Deve ser enfatizado que é impossível encaixar todos os pacientes na mesma prescrição de braquetes. Fios de tamanho maior ou menor devem ser usados conforme o caso, e o acabamento individualizado é quase sempre necessário.

Sistema de suporte MBTTM

McLaughlin e Bennett trabalharam com Trevisi para redesenhar o sistema de braçadeiras SWA de modo a complementar a sua filosofia de tratamento e assim ultrapassar as insuficiências sentidas do SWA original. Eles reexaminaram as descobertas originais de Andrews e levaram em consideração a pesquisa adicional de fontes japonesas ao projetar o sistema MBTTM. Isto é descrito como a *"terceira geração de braquetes pré-ajustados"*.[72]

O MBTTM é uma versão do sistema de braquetes pré-ajustados especificamente para utilização com forças leves e contínuas, lacebacks e bendbacks e foi concebido para funcionar idealmente com mecânicas de deslizamento. A sua versatilidade é suficiente para lidar com a maioria das situações clínicas e para limitar os níveis de stock.

Especificação do binário

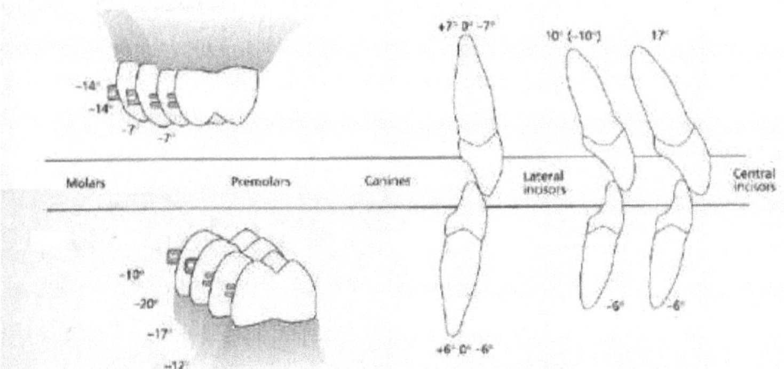

Valores de binário recomendados para o sistema de suporte MBTTM

Motivo da alteração da prescrição do binário

Em contraste com a especificação de ponta e entrada-saída, o binário não é expresso de forma eficiente pelo sistema de suporte pré-ajustado, devido a duas razões mecânicas:

1. A área de aplicação do binário é pequena, como se mostra abaixo, e depende do efeito de torção de um fio relativamente pequeno, em comparação com a maior parte do dente.

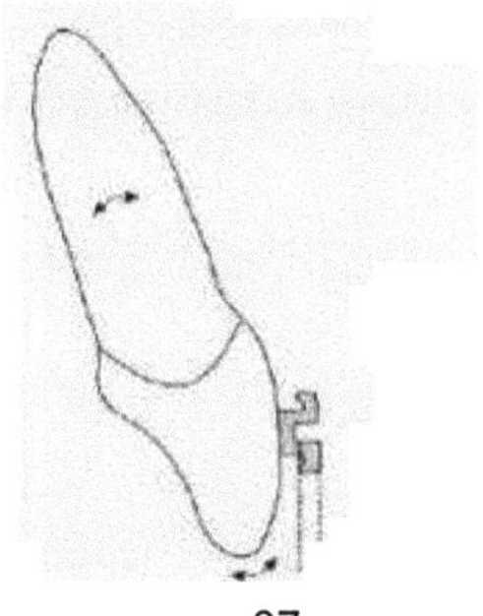

2. Para fazer deslizar os dentes, é prática normal utilizar fios de aço 0,019x0,025 numa ranhura 0,022, porque um fio de espessura total impede o deslizamento. Os fios de aço 0.019x0.025 têm uma "inclinação" de cerca de 100, como mostrado abaixo, dependendo das tolerâncias na fabricação do braquete e do fio e da quantidade de "arredondamento" ou "raio" da borda do fio.

Folga ou "slop" do fio do arco do suporte

Devido à relativa ineficiência do sistema de aparelhos pré-ajustados no fornecimento de torque, é necessário incorporar torque extra nos braquetes de incisivos e molares importantes, a fim de atingir os objectivos clínicos com um mínimo de dobragem do fio.

Torque do incisivo

Clinicamente, é útil ter um controlo de torque que mova as raízes dos incisivos superiores mais para palatino e as raízes dos incisivos inferiores um pouco para labial. Isto ajuda especialmente em muitos tipos de más oclusões:-

• Caso de classe II em que os elásticos de classe II podem causar perda de torque nos incisivos superiores e em que os incisivos inferiores tendem a inclinar-se durante o nivelamento e em resposta aos elásticos de classe II.

• Casos de classe I em que o binário correcto dos incisivos ajuda a obter um bom encaixe dos dentes anteriores

• Casos de classe III, em que o torque pode ajudar a compensar bases dentárias ligeiras de classe II

Por estas razões, os autores recomendam +170 de torque para o incisivo central superior, +100 de torque para os incisivos laterais superiores e -60 de torque para os incisivos inferiores.

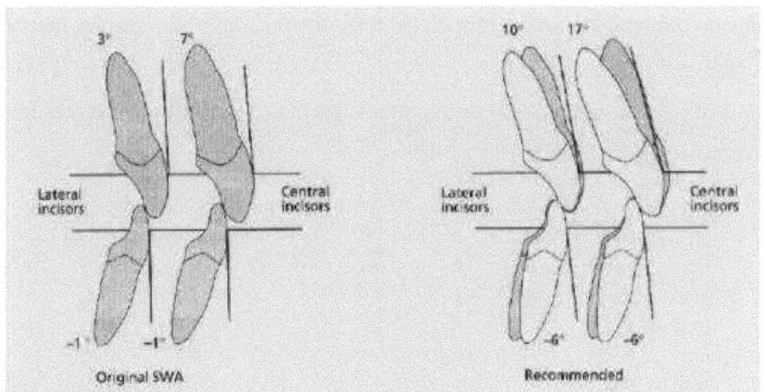

Valores de binário recomendados para incisivos para o sistema de brackets MBTTM

Incisivos laterais superiores deslocados palatalmente

Um incisivo lateral deslocado para palatino é braqueteado com o braquete normal, mas é rodado 180o, o que altera o torque de +10o para -10o. Isto ajuda no torque da raiz vestibular na fase do fio rectangular.

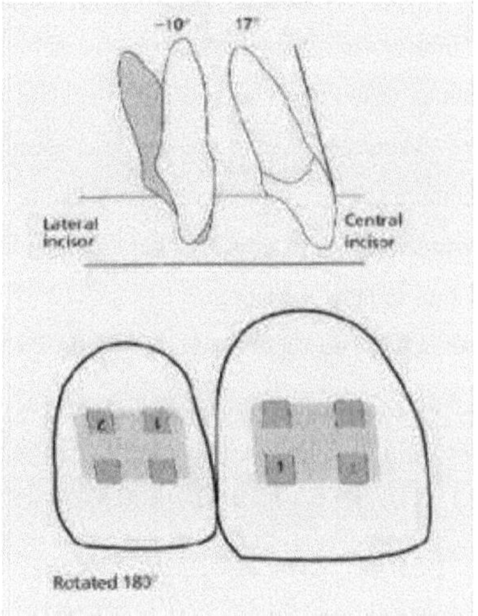

Rotação do suporte do incisivo lateral superior em 180^0

Torque do canino superior

É necessário um controlo eficaz do torque dos caninos superiores, uma vez que estes são elementos-chave numa oclusão mutuamente protegida. O objectivo é fornecer a ponta e o torque ideais aos caninos, para que possam cumprir o seu papel nas excursões laterais e ter uma pequena quantidade de liberdade lateral na inter-cuspidação máxima.

A ineficiência do aparelho pré-ajustado no fornecimento de torque é evidente quando se trabalha com caninos, porque são os dentes com as raízes mais longas na dentição humana. A necessidade de dobrar o fio será menor se for feita uma selecção correcta das três opções de torque disponíveis.

A filosofia MBT™ utiliza dois tipos de suporte de cúspide superior para fornecer três opções de binário possíveis (-7°, 0°, +7°).

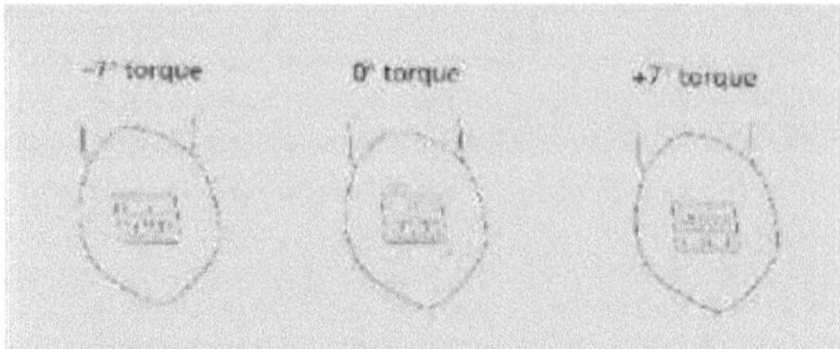

Três opções de torque para os caninos superiores

Caninos inferiores

O valor SWA original de -11 ° de torque não era satisfatório, pois tendia a deixar as raízes caninas inferiores demasiado proeminentes em alguns casos. Os autores preferem -6° de torque canino inferior, mas em alguns casos podem usar 0° ou até +6°. Eles favorecem o torque reduzido do canino inferior, em comparação com os resultados da pesquisa, porque as raízes dos caninos inferiores às vezes mostram recessão gengival e se beneficiam de serem movidas para o osso alveolar. Além disso, em alguns casos de mordida profunda, é necessário torcer a coroa do canino labialmente e, ao mesmo tempo, manter a raiz do canino no osso alveolar. O valor de -6° coordena-se bem com as alterações de binário de 5° efectuadas à especificação na região dos pré-molares inferiores.

A filosofia MBT™ utiliza dois tipos de suportes de cúspide inferiores para proporcionar três opções de binário (-6°, 0°, +6°).

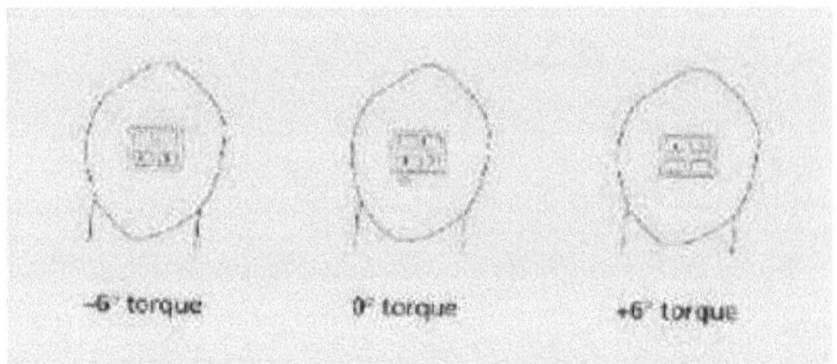

Três opções de binário para caninos inferiores

Selecção de brackets caninos:
Existem seis factores principais que determinam a selecção de brackets caninos:
1. Forma de arco
Se o paciente tiver arcadas bem desenvolvidas, e se não forem necessários movimentos dentários substanciais, então são normalmente escolhidos braquetes de -7° para o canino superior e -6° para o canino inferior. Uma forma de arcada mais ovóide ou cónica pode

sugerir a utilização de brackets de torque de 0° para os caninos superiores e inferiores. Se o paciente tem claramente uma forma de arcada cónica estreita, então os braquetes +7° superiores e +6° inferiores serão benéficos em muitos casos.

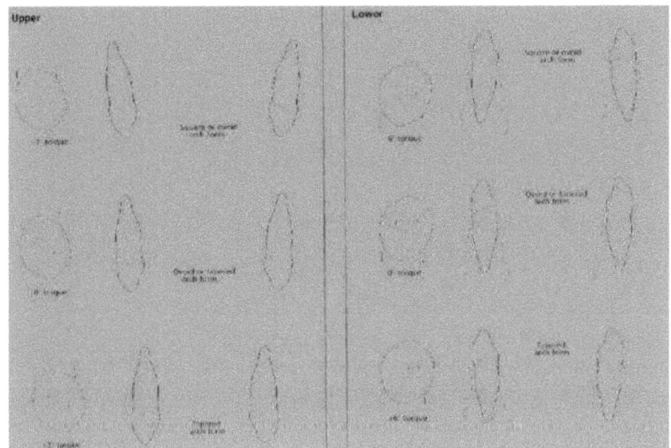

A forma do arco como factor importante na selecção de brackets caninos

2. *Proeminência canina*

Os brackets para caninos com binário de - 7 ° superior e - 6 ° inferior não são normalmente correctos se o doente tiver caninos proeminentes ou recessão gengival dos caninos no início do tratamento. Devem ser seleccionados brackets com binário de 0° ou binário superior de + 7° e inferior de + 6°.

3. *A decisão de extracção (Tip control)*

Muitos clínicos acreditam que os braquetes de canino com torque de - 7 ° superior e - 6 ° inferior não são ideais para casos de extração de pré-molares ou em casos em que há uma ponta de canino considerável a ser corrigida durante o tratamento. Eles preferem braquetes com torque de 0° para uso com mecânica de retração do canino e em qualquer caso em que seja necessário alterar substancialmente a ponta do canino. O pensamento por detrás deste ponto de vista é que os braquetes de 0° tendem a manter as raízes do canino no osso esponjoso, tornando assim o controlo da ponta das raízes do canino mais fácil. O braquete canino de 0° possui um gancho, pois é frequentemente considerado para casos que requerem retração do canino.

4. *Sobremordida*

Na classe II/2 e noutras situações de mordida profunda, é frequentemente necessário deslocar as coroas dos caninos inferiores para vestibular, mas manter as raízes centradas no osso, como se mostra abaixo. Isto é mais facilmente conseguido se forem seleccionados braquetes do canino inferior 0^0 ou $+6^0$.

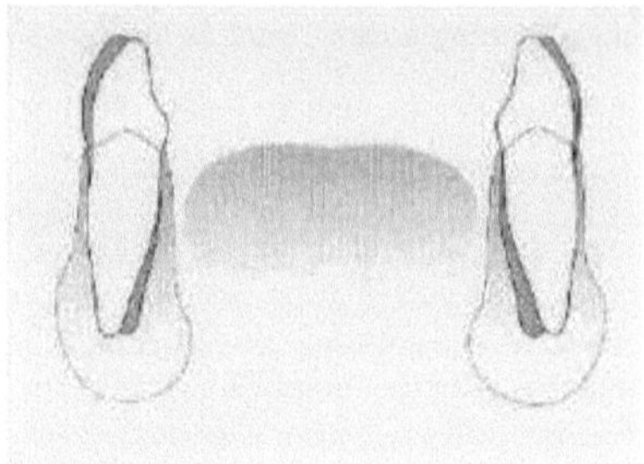

5. Casos de expansão rápida do palato

Após uma rápida expansão palatina, o alargamento da arcada superior cria um alargamento secundário na arcada inferior. Há mudanças de torque (up-righting) entre os dentes inferiores e braquetes de canino inferior de ₀₀ ou + 6 ° são recomendados para ajudar esta mudança favorável.

6. Agenesia dos incisivos laterais superiores ou de ambos os incisivos, quando o espaço deve ser fechado

Se faltarem um ou ambos os incisivos laterais superiores, pode ser tomada a decisão de fechar os espaços e colocar os caninos em contacto com os incisivos centrais. Nesta situação, é útil inverter o suporte de canino superior ₋₇₀ ₁₈₀₀. Isto altera o torque para ₊₇₀, mas a ponta permanece a mesma em ₈₀. O bracket canino invertido está bem adaptado à superfície do dente e a dimensão in-out será correcta. Na fase do fio rectangular, isto ajuda a torcer a raiz do canino para uma posição palatina com um mínimo de dobragem do fio.

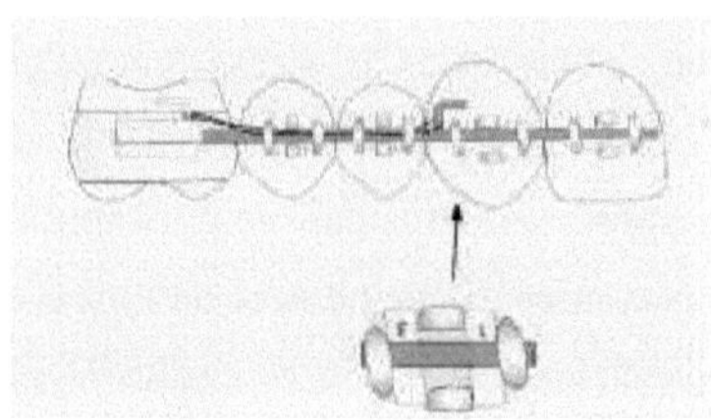

Suporte do canino superior invertido
Torque dos pré-molares e molares superiores

O valor de torque do pré-molar superior de ₋₇₀ provou ser satisfatório no uso clínico e os autores continuam a trabalhar com ele. Para os molares superiores, ₋₉₀ do SWA original provou ser inadequado e os autores preferem ₋₁₄₀, uma vez que este valor permite um melhor controlo das cúspides palatinas. Este facto ajuda a reduzir as interferências durante a função, evitando que as cúspides palatinas fiquem penduradas.

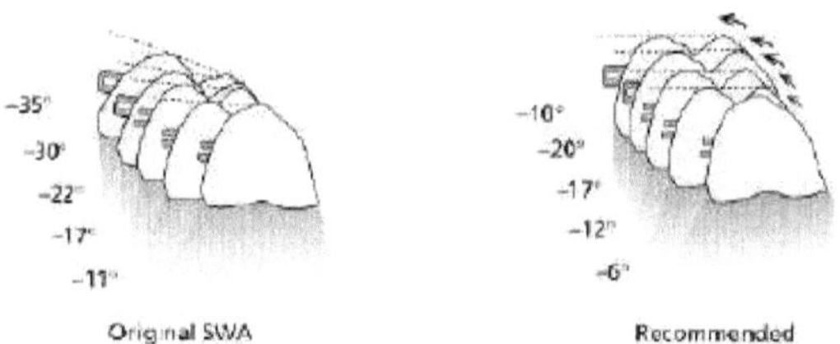

Os acessórios para molares superiores com binário de -14° permitem um melhor controlo das cúspides palatinasBinário para pré-molares e molares inferiores

Muitos casos ortodônticos apresentam arcadas maxilares estreitas, com um estreitamento compensatório das arcadas inferiores. Esses casos normalmente requerem um torque coronário vestibular (up-righting) dos pré-molares e molares inferiores. O aparelho original de fio recto tinha um torque no primeiro molar de -30^0 e no segundo molar de -35^0 , o que permitia "rolar para dentro" do molar inferior.

Os autores recomendaram alterações no torque do pré molar inferior em 5^0 , no torque do primeiro molar em 10^0 e no torque do segundo molar em 25^0 .

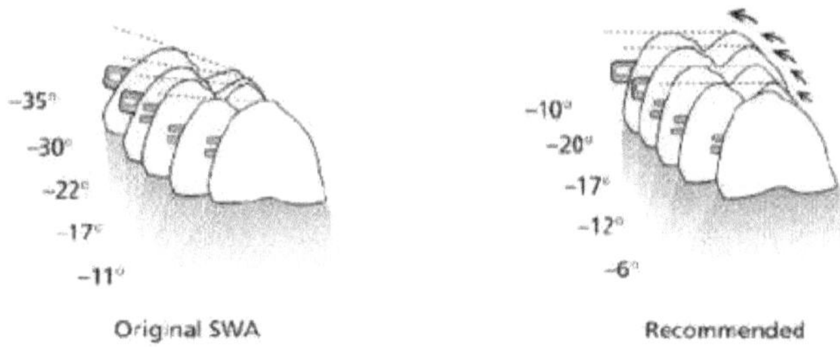

Valores de binário recomendados para os segmentos vestibulares inferiores
Sondhi^{TM} prescrição

Recentemente, o Dr. Anup Sondhi propôs uma prescrição híbrida derivada de uma amálgama das vantagens das prescrições existentes, descartando as desvantagens.[73]

Tendo estudado a progressão e o resultado do tratamento com diferentes sistemas de braquetes ou prescrições, bem como o impacto das variações na morfologia em todos os três planos do espaço com tecnologia digital, o Dr. Sondhi concluiu que havia vantagens distintas e algumas desvantagens em cada um dos sistemas de braquetes e prescrições que foram avaliados. Assim, seria sensato manter essas vantagens e descartar as desvantagens das diferentes prescrições. Assim, uma prescrição híbrida foi desenvolvida e testada, tanto digitalmente como clinicamente. Os pormenores da prescrição Sondhi™ são apresentados a seguir.

Sondhi™ Prescrição

Maxilar	Binário	Ang.
Central	+22'	5'
Lateral	+14'	8'
Cúspide	+3'	10'
1°, 2° Bicúspide	-7'	0'
1° Molar (tubo vestibular)	-10'	7°
2° Molar (tubo bucal)	-14'	10'
Mandibular	Binário	Ang.
Central	-1°	0'
Lateral	-1'	0'
Cúspide	-7'	6'
1° Bicúspide	-11'	0'
2° Bicúspide	-17'	0'
1° Molar (tubo vestibular)	-25'	0'
2° Molar (tubo bucal)	-30'	6'

Binário na base versus binário na face

Andrews diz que o torque na base é um pré-requisito para um aparelho totalmente programado - isto é, um aparelho que produz resultados aceitáveis sem dobras no fio do arco, assumindo que os braquetes são colocados correctamente.[21]

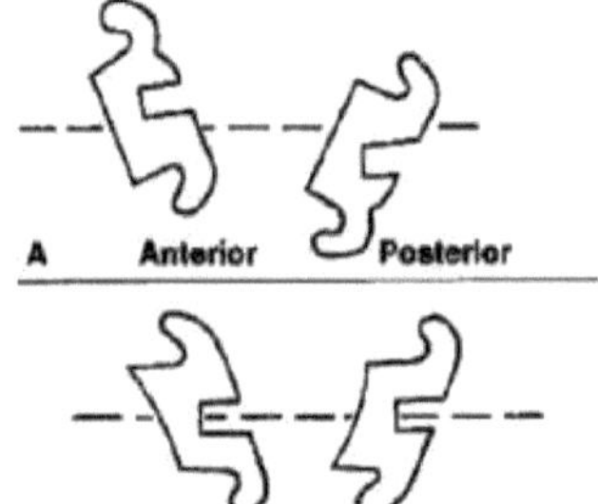

Conceito de binário na base, de acordo com Andrews A. As ranhuras das consolas de bordo não estão

coordenadas com as bases, pelo que devem ser colocadas a alturas diferentes para alinhar as ranhuras.

B. As ranhuras dos braquetes do aparelho Straight-Wire Appliance estão à mesma altura da parte anterior para a posterior

(linha tracejada = centro da coroa clínica).

Os brackets com torque-in-base foram desenhados de forma a que o ponto LA, o ponto base e o ponto de encaixe estivessem no mesmo plano horizontal. Para o conseguir, foi necessário um ângulo agudo (<90°) no aspecto oclusal da base do bracket e um ângulo obtuso (>90°) no aspecto gengival da base do bracket.[72]

Os fabricantes afirmam que as técnicas mais modernas de fundição ou sinterização proporcionam um ajuste mais preciso da base à superfície do dente e uma espessura mais exacta da haste e da parede, reduzindo ainda mais a necessidade de torcer as dobras. Por outro lado, alguns clínicos acreditam que as variações individuais na morfologia do dente são muito grandes para se conseguir um aparelho completamente pré-ajustado.

• Owen AH realizou um estudo utilizando a prescrição Roth e a disciplina vari simplex em casos alternados. Concluiu que o torque na base tinha uma base teórica sólida, que é muito influenciada pelo sucesso clínico na colocação exacta dos brackets.[19]

• Ferguson JW observou que é possível incorporar o binário na base do suporte ou maquiná-lo na face do suporte, mas para cumprir os critérios rigorosos de concepção do fio recto, apenas o primeiro método é aceitável.

• Na figura "A", o binário está na base. A haste do braquete é paralela e bissectada pelo plano Andrews que passa pelo ponto da base. (ponto médio ocluso-gengival da base do braquete que deve estar directamente sobre o ponto FA) e também através do centro da ranhura do braquete.

• Na figura "B", o binário está na face, ou seja, a ranhura é cortada num ângulo semelhante ao mesmo valor de binário nominal. Esta ranhura também será paralela ao plano de Andrew, mas o seu eixo longo será deslocado verticalmente e não interceptará o ponto de base ou o ponto FA

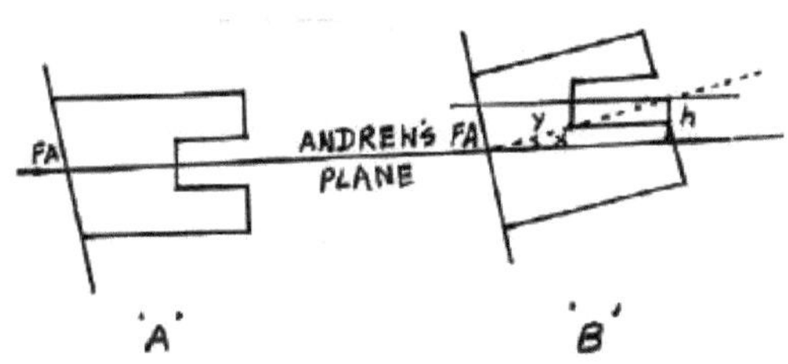

A. B. Binário na base B. Binário na face

Por conseguinte, é evidente que os suportes com binário na face não satisfazem os critérios rigorosos estabelecidos pelo aparelho de fio recto, uma vez que o eixo da ranhura deixará de coincidir com o ponto de base e o ponto FA.

O torque na base era, portanto, uma questão importante com os braquetes pré-ajustados de primeira e segunda geração, porque o alinhamento nivelado das ranhuras não era possível com braquetes projetados com torque na face. Não existia tecnologia disponível para colocar as ranhuras dos brackets na posição correcta relativamente às superfícies faciais das coroas sem torque-in-base.

Os sistemas de suporte de modem, incluindo o sistema MBT™, foram desenvolvidos utilizando o desenho assistido por computador e a maquinagem assistida por computador - o sistema CAD-CAM.

Isto permite uma maior flexibilidade de desenho, não só para colocar as ranhuras na posição correcta nos brackets, mas também para melhorar a resistência do bracket e as características como a profundidade da tie-wing e o perfil labio-lingual. O computador é capaz de localizar primeiro o local exacto para a ranhura do bracket, relativamente à distância entrada-saída e à posição de torque para cada dente. Uma vez estabelecida esta posição, pode então construir as áreas de 'in-fill' para optimizar todos os requisitos dos brackets.[68]

Os braquetes podem ser acabados com todo o torque-in-base (full size e clear) ou com uma combinação de torque-in-base e torque-in-face (mid-size) sem absolutamente nenhuma diferença na posição do slot. Desde o advento do desenho de braquetes CAD-CAM, não é mais necessário discutir esta questão histórica como observado por McLaughlin, Benett e Trevisi.

Binário com a técnica Begg moderna

O termo "moderno" ou "modificado" de Begg é aplicado às abordagens de tratamento que seguem os princípios de Begg em grande parte, mas que usam braquetes diferentes do braquete de arco de fita. Algumas dessas abordagens são discutidas abaixo:

Técnica de ancoragem combinada

A técnica de ancoragem combinada (CAT) da Thompson foi concebida para alargar a eficácia do tratamento do ortodontista, proporcionando uma combinação de capacidades técnicas ortodônticas. Com o tratamento combinado, é possível utilizar a mecânica de fios leves no seu melhor para um alinhamento anterior rápido, retracção máxima dos incisivos e uma excelente abertura da mordida. No ponto desejado do tratamento, a resistência da ancoragem pode ser alterada mudando as ranhuras, o tamanho do fio e a fricção para produzir o máximo controlo e resistência numa área específica do aparelho.[76]

O desenho do bracket CAT provou ser clinicamente excelente para tratamentos com fio leve e fio recto. É confortável e esteticamente agradável para o paciente. Tem uma ranhura gengival ou de arco de 0,022x0,035 polegadas e uma ranhura para fio recto de 0,018x0,025 polegadas ou 0,022x0,028 polegadas. Uma ranhura vertical fechada também está incorporada no suporte para utilização com molas rotativas ou de verticalização, ganchos de fixação elásticos ou cirúrgicos e para fixação dos fios de arco tandem ou duplo.

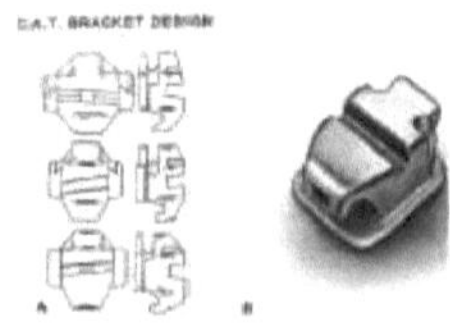

Binário de aperto do suporte

106

O bracket CAT mantém a capacidade tridimensional edgewise dos brackets combinados anteriores. No entanto, os braquetes dos incisivos superiores podem agora ser obtidos com diferentes graus de torque, e o torque do canino superior foi reduzido para 0°. Esta mudança produz menos proeminência das raízes dos caninos na placa labial e posiciona a superfície lingual para um aumento suave nas excursões laterais, como desejado, com oclusão de protecção mútua. O torque no pré-molar inferior foi alterado de 17° no primeiro pré-molar e 20° no segundo pré-molar para um padrão de 19° para ambos. Esta alteração, sugerida por muitos clínicos, reduz os requisitos de inventário e os problemas de identificação, e não afecta negativamente o posicionamento ou a intercuspidação.

Sugerido	CAT. Valores para	Electrodomésticos Sugestão. Binário. E	Rotação
Superior	DICA	TORQUE	ROTAÇÃO
1	5	7	0
2	9	3	0
3	11	C	0
4	2	-7	0
5	2	-7	0
6	0	-1C	7
7	0	-10	7
Inferior			
1	2	0	0
2	2	0	0
3	5	-11	0
4	2	-19	0
5	2	-19	0
6	0	-25	7
7	0	-30	7

Fios duplos flexíveis

O uso de arcos combinados, como o Dual Flex 1 e 2, eliminou o uso de loops no alinhamento de abertura de mordida da Fase I e na mecânica de retração. Os fios de arco Dual Flex são fios multi-segmentos com aço inoxidável redondo de 0,016 polegadas na secção posterior e níquel-titânio (Titanal) redondo de 0,016 polegadas na secção anterior. O fio de aço rígido ajudará na abertura da mordida e no controlo dos molares, enquanto a secção anterior flexível é utilizada para :

- Alinhamento rápido
- Nivelamento
- Retracção dos dentes anteriores

Em casos que requerem uma forte resistência anterior para minimizar o movimento lingual dos dentes anteriores, pode ser utilizado um fio Dual Flex 2. Este fio tem um segmento posterior redondo de aço inoxidável de 0,018 polegadas e um segmento anterior de níquel-titânio de 0,016 ' 0,022 polegadas de canino a canino. O segmento posterior de aço é colocado na ranhura gengival onde a resistência é mínima e o segmento de 0,016'0,022 polegadas é utilizado nas ranhuras anteriores. O fio rectangular leve e flexível facilita um maior encaixe do bracket, aumenta a resistência à fricção e o torque lingual da raiz e é utilizado para estabelecer uma maior resistência anterior e facilitar o controlo do incisivo à medida que os dentes posteriores são movidos mesialmente na ranhura do fio leve. A modificação do fio Dual Flex é necessária quando o fio do arco passa da ranhura edgewise para a ranhura gengival; tais modificações incluem dobras step-up ou step-down e dobras in e out para facilitar o encaixe do bracket.

BEDDTIOT

O sistema de aparelhos conhecido como "técnica ortodôntica totalmente individualizada determinada pelo diagnóstico Begg-Edgewise" (BEDDTIOT) oferece a capacidade de empregar princípios e características seleccionadas dos mecanismos Begg e edgewise em situações específicas em que são mais vantajosos. O controlo e a precisão dos aparelhos edgewise (com binário e angulação totais incorporados) são combinados com as capacidades de conservação da ancoragem e de movimentação dentária rápida (da abordagem biomecânica da "força diferencial do fio leve") através de acessórios versáteis, simples, económicos e pequenos. O tratamento é individualizado. Os princípios de Begg são empregues em alguns casos; várias técnicas edgewise noutros.[77]

Binário de aperto do suporte

Os braquetes são estreitos, de largura única (0,050 polegadas ou 1,3 mm), com ranhuras horizontais para o fio do arco de 0,022 polegadas (altura) x 0,028 polegadas (profundidade facio-lingual). No lado lingual do braquete (isto é, contra a banda ou almofada de ligação) há um slot vertical de 0.020 x 0.020 polegadas. As ranhuras do fio da arcada são "torcidas" (cortadas em ângulos tais que os braquetes ficarão orientados paralelamente ao plano da arcada quando os dentes são posicionados correctamente).

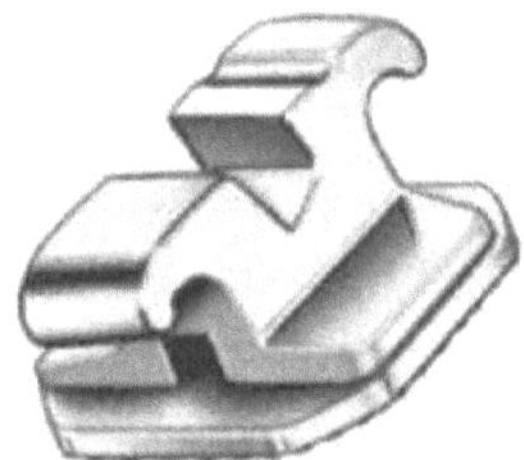

A BEDDTIOTBracket

Em casos médios, os braquetes apropriados para serem colocados nos vários dentes são determinados pelas inclinações das superfícies faciais dos dentes. Uma vez que a inclinação da superfície de qualquer dente em particular varia entre os pacientes, o operador deve usar de discernimento na selecção dos brackets apropriados. Excepto no que diz respeito ao torque, os brackets são todos idênticos. Por conseguinte, são intermutáveis; qualquer bracket pode ser utilizado em qualquer dente. Colocado com a sua ranhura gengival indicadora de torque, um bracket fornece torque lingual à raiz; com a ranhura oclusal, fornece torque lingual à coroa.

Os torques padrão formam um conjunto com uma progressão suave - 0°, 5°, 10°, 15° e 20°. Assim, está disponível um bracket adequado para a maioria das situações. Os tubos vestibulares básicos são tubos convencionais de 4,5 mm de comprimento, 0,022 ' 0,028 polegadas "edgewise" com 25° de torque lingual da coroa para os primeiros molares inferiores e 10° para os superiores.

"Standard" Torques					
Maxilla	-10°	-5°	0	5°	5°	10°
Tooth	1	2	3	4	5	6
Mandible	0	0	10°	15°	20°	25°

Binários adequados para dentes "médios" em casos "médios".

Ponta

Tip-edge, um bracket tipo edgewise relativamente novo, proporciona uma intcracção dinâmica com fios de arco redondos ou edgewise. Ao chanfrar os cantos diagonalmente opostos da ranhura do fio de arco edgewise convencional, é possível criar um bracket do tipo edgewise que está programado para permitir a inclinação mesial ou distal da coroa e ainda assim controlar a inclinação final da coroa. As cristas centrais e as superfícies de verticalização da ranhura do fio de arco são também pré-anguladas para proporcionar o torque final da coroa vestibular ou lingual com um fio de arco recto e rectangular. No entanto, como é verdade com qualquer "aparelho de arame recto", é necessário considerar também as inclinações de coroa individuais necessárias para cada paciente.[78]

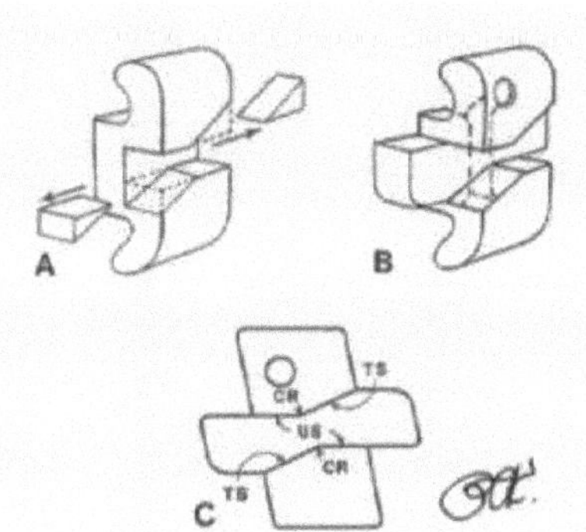

A. Biselamento ou chanfradura de cantos diagonalmente opostos de uma
ranhura de arame de arco de aresta convencional
para criar o suporte básico Tip-edge. B, A adição de asas de rotação e de uma ranhura
vertical fornece o actual suporte Tip-edge de última geração com o máximo

Binário de aperto do suporte

A ranhura do braquete Tip-edge pode fornecer força de torque ao dente através do contacto das suas cristas centrais e/ou superfícies de verticalização da raiz com as superfícies planas superiores e inferiores de um fio rectangular. Enquanto recebe a força de torque vestibular ou lingual de um fio rectangular, a inclinação mesio-distal do dente também tem de ser controlada por uma mola de verticalização ou por um anel elastomérico Tip-edge. A raiz tenderá então a mover-se ao longo de uma curva composta criada pelo fio e pela mola ou anel. Este é o mesmo vector resultante com o qual as raízes respondem ao torque de acção conjunta semelhante e às forças de verticalização dos auxiliares de torque e das molas de verticalização usadas com fios de arco redondo e braquetes tipo arco de fita.

O slot do arco pode funcionar também como um "amortecedor" para amortecer os altos níveis de torque e força de endireitamento mesio-distal geralmente associados com a inserção de arcos quadrados ou retangulares de tamanho normal nos slots de arcos edgewise padrão. Se a coroa de um dente anterior é inclinada distalmente e lingualmente, o desenho do slot Tip-edge permite o encaixe do arco com pouca ou nenhuma flexão vertical (segunda ordem). A ranhura do fio de arco também será maior do que a secção transversal do fio, permitindo assim o encaixe com menos flexão torsional (terceira ordem) do fio e, portanto, menos força de torque.

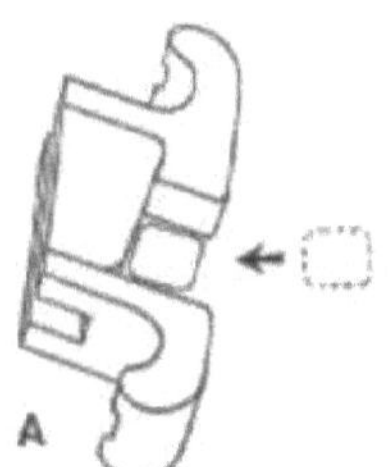 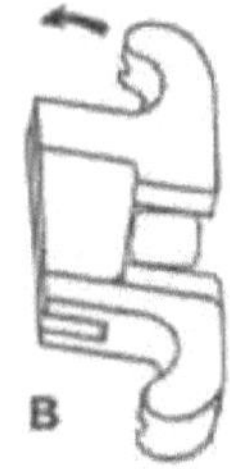 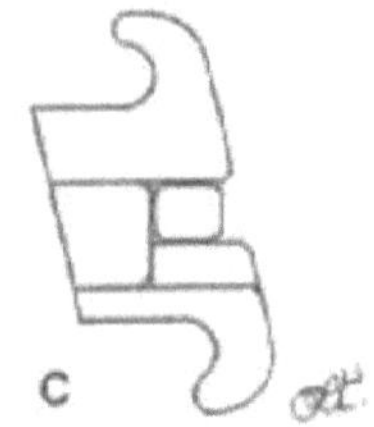

A: Encaixe inicial do fio de arco rectangular na ranhura sobredimensionada do dente com ponta lingual e distal.

B: O dente começa a ser torcido e a ranhura "estreita" devido à acção da mola de endireitamento mesio-distal ou do anel da ponta. C: Ranhura fechada no fio da arcada. O torque e

a ponta estão completos e são mantidos com um anel de ponta.

Estudos anteriores indicam que os dentes anteriores que requerem o maior torque palatino também precisam da maior quantidade de verticalização da coroa mesial. Por isso, os brackets Tip-edge nestes dentes têm ranhuras relativamente grandes para o fio de arco que reduzem automaticamente o "solavanco" inicial da colocação de um fio de arco rectangular ou auxiliar Mesmo que os dentes estejam verticalizados mesiodistalmente quando um fio retangular relativamente torcido é colocado em suas ranhuras, os altos níveis de força de torção diminuirão rapidamente, pois esses dentes podem reagir de forma independente, com suas raízes movendo-se inicialmente tanto mesialmente quanto labialmente ou palatalmente. A força de torção é, portanto, rapidamente reduzida até que o fio funcione apenas como um estabilizador para manter a forma do arco e fornecer controlo vertical. As bordas superior e inferior planas do fio fornecem superfícies de apoio para as cristas centrais do slot do braquete. Com efeito, eles podem causar mais torque radicular à medida que se movem um em direção ao outro e efetivamente reduzem a dimensão vertical do slot enquanto o dente é verticalizado mesio-distalmente por uma mola de verticalização.

Assim, a acção combinada de um fio de arco rectangular, de uma ranhura do fio de arco Tip-edge e de uma mola de endireitamento pode simultaneamente provocar ou causar alterações tanto na inclinação mesio-distal como no torque. Depois de as superfícies superior e inferior do fio de arco e as superfícies de verticalização da ranhura atingirem o contacto e o alinhamento completos, a coroa é mantida nestes ângulos de ponta e de torque pré-determinados com um anel de ponta.

Esta relação variável entre a ranhura do fio do arco e um fio rectangular é outro exemplo de controlo que é mínimo no início do tratamento, mas que se torna total quando o dente atinge a sua inclinação axial final. Também facilita o encaixe do braquete e permite que a raiz procure o caminho de menor resistência enquanto está a ser torcido ou verticalizado para a sua posição final.[79]

Sistema de suporte Control 21™

Existem duas versões diferentes dos suportes do sistema control 21™: o control 21 em forma de fita, que utiliza fios redondos e de arco de fita, e os suportes control 21E™, a forma de bordo que pode acomodar fios redondos, rectangulares e de arco de fita.[80]

Ambos os brackets são compostos por duas partes, uma base e uma corrediça que se insere na base, formando em conjunto uma ranhura activa variável capaz de mudar continuamente de dimensão no mesmo plano e de proporcionar um movimento dentário preciso e individualizado em qualquer altura durante o tratamento. Um apêndice em forma de "borboleta" na extremidade da lâmina, quando ligeiramente dobrado com um cortador de ligaduras, impede que a lâmina se solte da base, mas permite que se mova dentro da base. Este movimento da lâmina permite que a ranhura do fio do arco mude de dimensão durante o tratamento. O aspecto de "borboleta" da corrediça pode ser utilizado para o encaixe elástico, uma vez que forma um gancho natural.

Os brackets podem ser usados e integrados com outros sistemas de brackets ou podem ser trocados individualmente ou na totalidade em qualquer altura durante o tratamento. Por conseguinte, é possível utilizar quaisquer fios nos braquetes, uma vez que a ranhura do braquete se ajusta sempre automaticamente em termos dimensionais ao fio ou fios do arco utilizados, de modo a que o ortodontista possa escolher diferentes procedimentos de tratamento em várias fases do tratamento.

Binário de aperto do suporte

A angulação e o binário designados estão incorporados, de modo que, quando a ranhura do fio do arco está fechada, os estímulos de angulação e binário são transmitidos à raiz do dente. Quando a ranhura é aberta, os estímulos são libertados. Este processo activa o movimento do dente simultaneamente nas direcções horizontal, vertical, binário da raiz e angulações.

Está disponível uma variedade de lâminas fabricadas para fornecer uma gama de binários e angulações, que podem ser trocadas conforme necessário. A direcção e a extensão das angulações e do binário podem, assim, ser alteradas pelo ortodontista em qualquer altura durante o tratamento. Cada braquete pode ser especificamente individualizado em termos de torque e angulações para cada dente. Isto é feito através da prescrição do torque radicular e da angulação da coroa necessários para a lâmina. Como a ranhura do bracket é capaz de se adaptar com precisão ao fio da arcada, quaisquer variações nas dimensões do fio resultantes de anomalias nos factores de tolerância ou discrepâncias de fabrico são anuladas. Isto resulta numa entrega de prescrição mais exacta.

Torque com o aparelho lingual

O desenvolvimento de aparelhos ortodônticos fixos linguais começou em meados da década de 1970, em grande parte devido a um interesse crescente na ortodontia de adultos. Estes novos "aparelhos invisíveis" foram concebidos num esforço para oferecer um serviço valioso a muitos pacientes que não estavam dispostos a submeter-se ao tratamento com aparelhos labiais devido a preocupações estéticas. Durante os últimos 10 anos, vários desenhos de braquetes linguais têm sido usados e frequentemente modificados na tentativa de proporcionar conforto ao paciente, eficiência mecânica e posicionamento preciso dos dentes.[81]

Sistema de forças

A mecânica do movimento dentário do lado lingual tem características diferentes da mecânica labial. Por exemplo, como o aparelho está localizado no lado lingual, os vetores de forças para os dentes são direcionados lingualmente para o centro de rotação de cada dente, o que coloca o torque radicular vestibular nos dentes anteriores. Consequentemente, os dentes anteriores inclinam-se para lingual, em reação ao que os dentes posteriores ficam verticalizados distalmente.

No plano horizontal, são aplicadas forças que rodam os dentes posteriores para distal. A ancoragem no osso cortical é estabelecida quando as raízes se aproximam do osso cortical. Essa ancoragem óssea cortical é aumentada na ortodontia lingual, principalmente na arcada inferior, que possui osso cortical mais espesso que a arcada superior.

Numa vista sagital, quando a mesma quantidade de força é aplicada em ambos os sistemas (vestibular e lingual), de modo a que a força de intrusão (FI) seja igual à força de retracção (FR), os resultados são diferentes. O vetor de força líquida na ortodontia lingual produz uma força de inclinação lingual e um efeito de arqueamento vertical. Durante a retracção anterior e o fechamento do espaço, ocorre o fenómeno chamado "efeito de curvatura vertical", fazendo com que os fios da arcada se deformem tridimensionalmente, o que, por sua vez, faz com que os dentes anteriores se inclinem para lingual, os dentes posteriores se inclinem para mesial e a mordida posterior se abra.

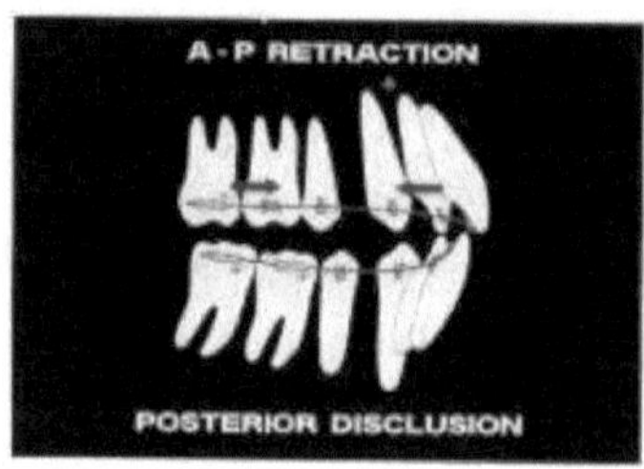

Bowing effect

Controlo do binário

a)   Estabelecimento do binário durante os procedimentos laboratoriais

A superfície lingual dos dentes tem uma morfologia única que dificulta a colocação dos braquetes em posições ideais. A forma do dente pode alterar as inclinações de segunda e terceira ordem (ponta e torque) inscritas nas ranhuras ou bases dos braquetes, ao ponto de afectar significativamente o controlo do aparelho e o resultado do tratamento.[81]

A colagem indirecta tornou-se o método estabelecido para ultrapassar estas discrepâncias. Aplicando estas abordagens orientadas para o molde, é principalmente a angulação do incisivo, dependendo da configuração de diagnóstico, que condiciona a posição vertical do bracket na superfície lingual e, assim, a sua propriedade de terceira ordem, em contraste com a aplicação de brackets labiais utilizando o ponto FA. Muitos especialistas linguais têm, por isso, procurado melhorar o processo laboratorial.

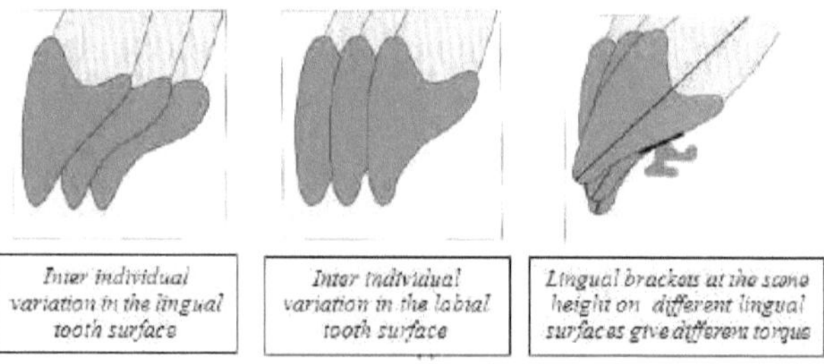

Variação inter-individual da superfície dentária lingual
Variação inter-individual da superfície dentária vestibular
Braquetes linguais à mesma altura em diferentes superfícies linguais dão um binário diferente

Nas duas últimas décadas do século XX, a ortodontia lingual assistiu ao desenvolvimento e aplicação de duas técnicas principais, o TARG™ (Torque/Angulation Reference Guide) e os Métodos CLASS (Custom Lingual Appliance Set-up Service). A procura de um melhor posicionamento dos brackets no laboratório produziu muitas modificações ou combinações de técnicas. Os desenvolvimentos recentes mais interessantes são o procedimento laboratorial New Hiro e o Ray Set® Biaggini Bracket Positioner.

Orientações gerais

114

O torque anterior do maxilar é determinado de acordo com o plano de tratamento, utilizando análises cefalométricas como referência antes de avaliar e fixar os dentes. Uma orientação geral é um ângulo inter-incisal de cerca de 125° +/-. Um ponto-chave a ter em conta quando se fixam os dentes anteriores maxilares é que estes devem funcionar durante a protrusão sem interferir com o trajecto protrusivo determinado pela fossa glenóide do paciente. O papel da trajectória protrusiva no assentamento dos dentes anteriores superiores é duplo: determina não só o torque das superfícies linguais dos anteriores superiores, mas também a relação adequada de overjet/overbite em relação ao plano oclusal. Se a trajectória protrusiva for demasiado acentuada em relação ao plano oclusal, é necessário reduzir a sobremordida e vice-versa. O valor médio da trajectória protrusiva pode ser estimado em 40°, e este deve ser definido no articulador. As laterais maxilares devem ser colocadas de modo a que, na trajectória protrusiva, atinjam suavemente as laterais mandibulares e as cúspides, com a inclinação lingual da configuração superior a proporcionar um deslizamento suave, sem movimentos abruptos.[81]

- Sobre-correcções de binário

Regra geral, os doentes da Classe II tratados por extracção de bicúspides requerem um torque labial anterior extra da coroa nos incisivos maxilares (10°-12°) para além do resultado desejado) e um torque adicional nos anteriores mandibulares [mais 5°-7°] para compensar a inclinação axial lingual devido à mecânica de fechamento do espaço. As cúspides maxilares e mandibulares necessitam de um torque positivo adicional (0°-2°) para evitar a impactação do osso cortical.

b)   Estabelecimento do torque antes da retracção dos dentes anteriores

Deve ser estabelecido um torque lingual adequado para contrariar o efeito de curvatura durante a retracção. Uma área com torque diferente torna-se uma âncora e pode interferir com a retracção suave. Uma vez alcançado o nivelamento anterior, é necessário *nivelar o torque* dos seis dentes anteriores antes da retracção em massa.

Os fios utilizados aqui são .0175 x .0175 TMA e 0.017 x .025 TMA. Na arcada superior, o nivelamento de torque está completo quando os planos de mordida estão paralelos ao plano oclusal. É importante que o fio esteja completamente encaixado nas ranhuras dos braquetes. Os seis dentes anteriores precisam de amarras duplas para um torque efetivo. Também é uma boa idéia amarrar os seis dentes anteriores juntos com um fio de ligadura ou uma corrente de força se não houver nenhum problema com a relação dos caninos. Quando os dentes anteriores estão alargados, é desejável incliná-los para lingual com um fio TMA .016 ou .0175 x ,0175 com laços antes do nivelamento do torque. Para efeitos de nivelamento de torque, são utilizados fios TMA .0175 x ,0175 e TMA .017 x .025. Quando se pretende aumentar a mordida, podem ser adicionadas pequenas curvas de empena ou curvas de compensação ao fio de arco superior. Utilizar um fio de arco simples para a parte inferior. Não colocar insets entre o pré-molar e o molar nesta fase em casos de extracção para facilitar a activação. Colocar os insets nesta fase em casos de não extracção.

c) Utilização de retracção em massa

Este método de retracção é esteticamente mais aceitável, uma vez que não se abre um espaço entre a lateral e o canino. Além disso, quando há espaço disponível distal ao canino, os insertos colocados no fio da arcada entre o canino e o pré-molar, que são necessários na ortodontia lingual, não atrapalham durante a retracção. A retração em massa pode ser realizada com mecânica de deslizamento ou mecânica de alça.

d) Não utilização de fio redondo para retracção anterior

A retração com um fio redondo faz com que apenas as coroas dos dentes anteriores se inclinem para lingual, produzindo o efeito de arqueamento vertical. Para contrariar este efeito, os dentes anteriores devem ser retraídos com um fio rectangular de rigidez suficiente (.017 x .025 TMA)

e) Redução das forças de retracção

É necessário reduzir as forças de retracção colocando dobras de empena e curvas de compensação para aumentar as forças intrusivas. É também importante colocar um bom torque radicular lingual no segmento anterior. Os fios TMA altamente resilientes (principalmente 0,017 x 0,025) permitem a colocação adequada destas curvas e são, portanto, adequados para esta aplicação.

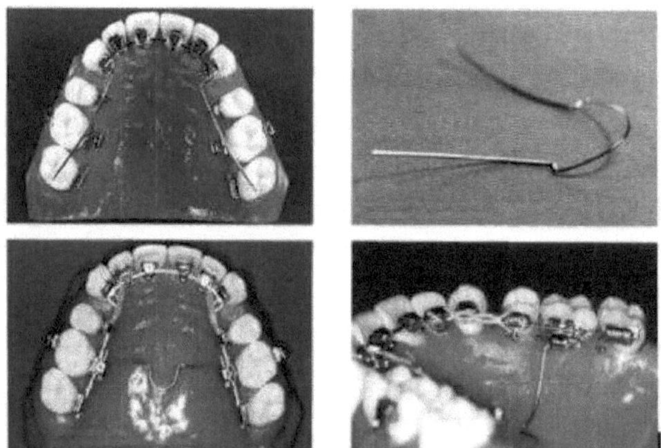

O T-loop é especialmente adequado para casos que requerem a abertura de mordidas e o controlo do binário com um grande espaço para fechar.

Quando se utiliza um arnês, recomenda-se a utilização de arcos exteriores de tamanho médio para evitar que os primeiros molares superiores se inclinem para a frente. Arcos externos de tamanho médio são recomendados para evitar que os primeiros molares superiores se inclinem para frente quando um aparelho extrabucal é usado. Para os doentes adultos que estão relutantes em usar o aparelho extrabucal, os elásticos de Classe II ligados a ganchos soldados aos arcos interiores irão baixar os primeiros molares e também aumentarão o conforto e a cooperação do doente

f)   Utilização de fios de luz para pormenorização

Um fio rectangular rígido com curvas precisas para corrigir as posições individuais dos dentes é difícil de encaixar nas ranhuras dos brackets e ligar-se firmemente devido aos curtos espaços entre brackets. Esses fios também aplicam forças excessivas e torque incorreto nos dentes. Por conseguinte, devem ser utilizados fios leves para permitir o movimento fisiológico dos dentes durante o pormenor.

Técnica do fio de luz lingual

A técnica do fio leve lingual foi um avanço significativo em relação à técnica convencional de Begg vestibular, considerando os aspectos estéticos do aparelho. Fujita confirmou que o tratamento ortodôntico com braquetes colocados na lingual é possível, e que houve uma melhora óbvia na estética e maior aceitação do paciente para essa forma de tratamento.

Stephen Paige utilizou dois métodos distintos para o controlo do binário, ambos aparentemente eficazes.[15]

*   *Um auxiliar de aperto*

Este auxiliar é semelhante ao utilizado na mecanoterapia convencional de Begg. A aplicação de força sobre o dente é efectuada no bordo incisal.

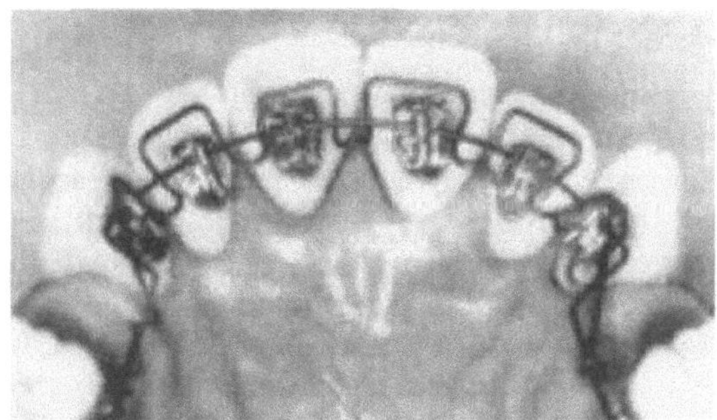

Um auxiliar de torção para a técnica do fio de luz lingual
*   *Um arco de fita torcido*

A construção do arco é relativamente simples, mesmo com Nitinol. Ele fornece aproximadamente 45 graus de torque para os dentes anteriores mandibulares e 30 graus para os dentes anteriores maxilares. Quando o arco de fita passa pela inserção cúspide-bicúspide, ele naturalmente fará a transição para aproximadamente 90 graus para os segmentos vestibulares. Os fios retangulares de titânio Beta, aço inoxidável e Elgiloy também podem ser muito úteis para esse fim. Hocevar afirmou que o uso do arco de fita é eficaz para o torque dos dentes anteriores superiores, e tem a vantagem de ser mais suave nas direções buco-linguais, uma vantagem muito importante no tratamento ortodôntico lingual. A rigidez do arco de fitas no sentido occluso-gengival também ajuda a manter as arcadas niveladas durante o fechamento do espaço de extração. A arcada de fitas, quadrada ou rectangular, pode ser utilizada durante todo o tratamento para proporcionar o torque radicular vestíbulo-lingual desejado.

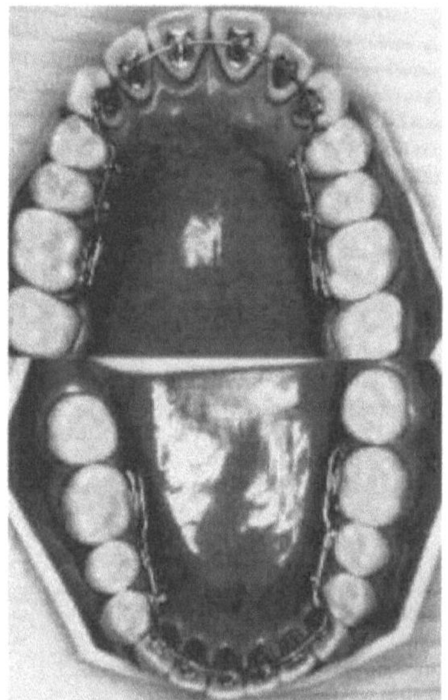

Arco de fita na ranhura vertical para acabamento.

Torque com aparelhos de plástico transparente

Os aparelhos de movimentação dentária em plástico transparente são excelentes opções para os adultos ou adolescentes responsáveis que têm relutância em usar aparelhos fixos, que seguem as instruções do médico e cuja queixa principal se centra em problemas de alinhamento ligeiros a moderados.

A movimentação dentária Essix é um sistema biomecânico único que envolve a utilização de um aparelho plástico amovível que é fino, durável e praticamente invisível. O sistema é centrado no clínico que modifica constantemente o aparelho Essix para atingir os objectivos do tratamento e, quando necessário, para fazer correcções durante o curso. A mecânica de movimentação dentária do Essix permite ao clínico a liberdade de colocar força na superfície da coroa onde quer que a força tenha o efeito mais desejável. Ao contrário de um braquete edgewise que limita a aplicação de força ao slot do braquete, o aparelho Essix permite a aplicação de força em qualquer área de uma determinada superfície. Esta força, por sua vez, determina o tipo de movimento dentário.[60]

Binário Essix

O torque induzido por Essix é mais eficiente em comparação com o torque induzido por braquetes edgewise, porque a distância entre os momentos opostos é limitada apenas pelo comprimento da coroa clínica, medido em milímetros, em vez da largura de uma ranhura rectangular do braquete, medida em milésimos de polegada.

O torque é conseguido através da criação de uma projecção de indução de força no plástico com alicates térmicos Hilliard ou com um molde de compósito simultaneamente na vestibular e na lingual do dente alvo. Além disso, o clínico coloca material de bloqueio no molde para permitir o movimento do dente. Por exemplo, se o torque do incisivo envolver o movimento da borda incisal para lingual e da raiz para vestibular, o clínico prepara o modelo de trabalho colocando uma projecção indutora de força ou um monte de compósito no terço incisal da superfície vestibular da coroa e na superfície lingual no terço gengival da coroa. Estas forças induzem um par mecânico que irá torcer o incisivo, movendo o bordo incisal para lingual enquanto move a secção gengival da coroa para vestibular.

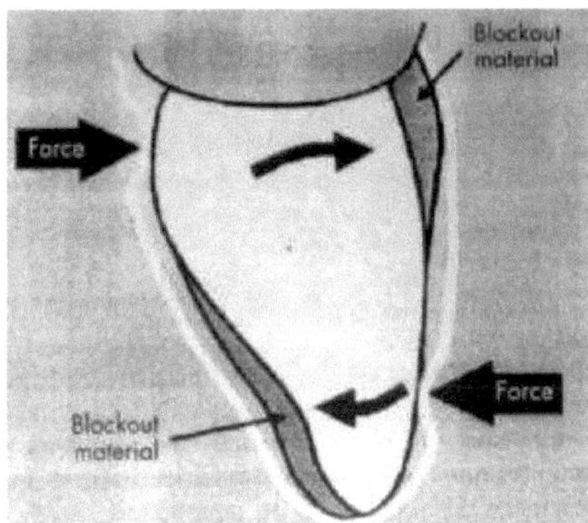

O par de torção move o bordo incisal para lingual enquanto a raiz se move para labial

Se o torque incisivo envolve manter a borda incisal estacionária e obter movimento exclusivo da raiz, o aparelho Essix é construído para ter 2,0 mm da borda incisal do dente alvo coberto com plástico e, portanto, é bloqueado dentro do aparelho. Esta cobertura plástica da borda incisal manterá a borda incisal no lugar enquanto a raiz gira sob ela devido à força gengival induzida.

Variações na expressão do binário

Apesar da abundância de dados empíricos e de pesquisas sobre a necessidade de um torque adequado, existe uma grande variabilidade entre as diversas prescrições em relação aos valores de torque na dentição anterior. Assim, o torque do incisivo central superior em aparelhos pré-ajustados varia de 12° na prescrição Roth a 22° na prescrição Bio-progressive, uma variação que chega a quase 100% do valor sugerido. Essa substancial falta de uniformidade nos valores de torque pode ser parcialmente explicada com base nas preferências individuais de posicionamento dentário ou nas diferenças pertinentes à filosofia de tratamento. Além disso, essa variação excessivamente alta pode implicar na inadequação de transferir diretamente a inclinação do incisivo observada em dentições esteticamente agradáveis e funcionalmente saudáveis para o slot do braquete.[3]

Em geral, as fontes de variação do binário incluem o seguinte:

- Processos de fabrico
- Propriedades dos materiais
- Variáveis biológicas

Processos de fabrico

A expressão do torque pode ser alcançada preenchendo o slot do braquete e aumentando gradualmente as dimensões do fio do arco durante o tratamento. Esquemas de tratamento alternativos, como a ortodontia de módulo variável, preconizam o preenchimento da ranhura nas fases iniciais do tratamento com uma liga de fio de baixo módulo e o aumento progressivo da rigidez do fio em vez do seu tamanho.

Em condições clínicas, a secção transversal do fio terminal do arco quase nunca atinge o tamanho real do slot, devido ao desconforto associado ao paciente e à dificuldade de inserção de fios retangulares muito grandes no slot. A maioria dos tratamentos ortodônticos é realizada com arcos de tamanho inferior ao real; consequentemente, existe alguma falta de controlo entre o aparelho e o fio.[82] Esta falta de controlo rígido é conhecida como "*play*" ou ângulo de desvio. Este ângulo é a quantidade de rotação em graus que um fio rectangular ou quadrado, inicialmente, no estado passivo, tem de ser torcido de forma a encaixar no bracket ou tubo e gerar um binário biomecânico. O ângulo de torque efectivo que está realmente disponível para o clínico é a diferença entre o ângulo de torque do aparelho e o ângulo de desvio. Esta "folga" muitas vezes se estende a 100% do torque prescrito no aparelho.[47]

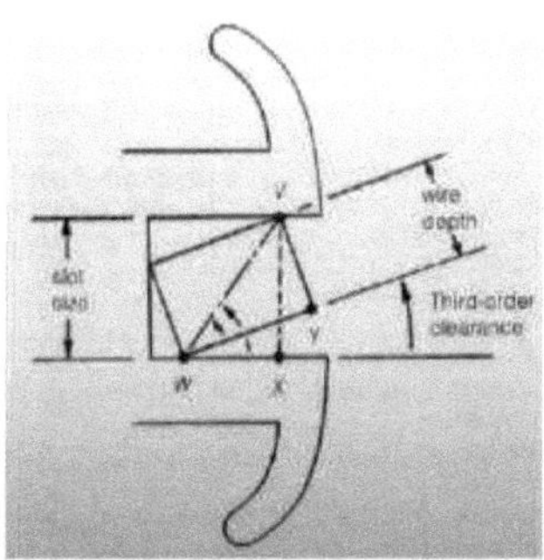

Apuramento da terceira ordem ou "Play "

A maior quantidade de folga num aparelho de aresta é no plano de torção. A folga de torque depende do tamanho do fio de arco rectangular em relação ao tamanho da ranhura do fio de arco rectangular. A tabela seguinte lista a perda de torque derivada trigonometricamente para ambos os tamanhos de slot de 0,018 (0,45 mm) e 0,022" (0,56 mm) como calculado por Sebanc e colaboradores.[16]

Secção transversal do fio (pol.)	Tamanho da ranhura (tn)	Perda de binário Γ) teórico*	Perda de binário C) medido
0.016 X 0.022	0.018	9.5	14.1
0.017 x 0.025	0.018	6.0	6.2
0.018 X 0.025	0.022	15.2	20.1
0.019 x 0.025	0.022	10.5	14.5

*Valores teóricos derivados de uma estimativa trigonométrica do jogo de slot wire.

A maioria das prescrições tem um torque radicular lingual excessivo nos braquetes anteriores maxilares que podem fornecer um torque radicular lingual adequado para movimentos de retracção utilizando fios de arco de tamanho inferior ao normal. Isto compensa a folga, mas apenas durante os movimentos de retracção. Os braquetes com estes torques excessivos são incapazes de fornecer torque radicular labial durante os movimentos de protracção sem extensas dobras de torção reversa no fio do arco.

A altura ou jogo vertical varia de acordo com o tamanho do fio do arco em relação ao tamanho do slot do fio do arco. Um fio de aço inoxidável de 0,012 polegadas com uma rigidez ligeiramente maior do que um fio de níquel-titânio de 0,018 polegadas não alcançará o mesmo nivelamento dente a dente que o fio de 0,018 polegadas devido à folga entre o arco e a ranhura.

Os desvios em relação aos valores calculados resultam dos seguintes factores:

a) Diâmetro da secção transversal do fio do arco

Meling e Odegaard investigaram exaustivamente a variação do binário em função do tamanho do arame e da liga, demonstrando que a utilização de um arame em arco de 0,016" x 0,016" necessita da aplicação de cerca de 40° de torção do arame para obter um momento de 20 N mm, enquanto que, para um arame de 0,016" x 0,022", este valor é reduzido para 20°. A figura abaixo ilustra um fio rectangular de 0,016" amarrado em aço numa ranhura de 0,018". A folga do sistema pode ser apreciada pelo preenchimento incompleto das paredes da ranhura, que se tornam mais preenchidas quando é utilizado um fio de 0,016" x 0,022", e evidentemente são quase totalmente encaixadas com a inserção de 2 fios quadrados de 0,016".[83]

Foram relatadas discrepâncias nos tamanhos dos fios disponíveis pelos fabricantes. Num estudo realizado por Kusy e Whitley, 30% dos 26 fios de arco medidos eram maiores do que os tamanhos indicados, os restantes eram mais pequenos do que o anunciado.

b)   Biselagem de arcos de arame

Os arames de arco quadrados ou rectangulares são fabricados a partir de arames redondos por um processo de laminagem em vez de trefilagem. O arame redondo é passado através de um dispositivo chamado "cabeça de turco", que é um conjunto de dois rolos posicionados a 90° um do outro, e enrolado nas dimensões desejadas. As extremidades do fio permanecem arredondadas após este processo de laminagem, o que resulta no bisel.

Este chanfro da borda é um fator crítico para o torque real expresso por uma combinação específica de arco de arame quadrado ou retangular e braquete, uma vez que são as bordas do arco de arame que primeiro se encaixam no braquete para o fornecimento de torque. À medida que o tamanho dos arames é aumentado, a tolerância entre o arame e a ranhura do braquete diminui. Uma diferença relativamente pequena entre as dimensões do slot e do fio não permitirá tanta rotação do fio no braquete. O chanfro da borda tornar-se-á, assim, um factor menor para o ângulo de desvio medido, uma vez que a quantidade de rotação do arame é reduzida. Quanto maior for a quantidade de chanfradura da arcada num fio de arco, maior será a contribuição percentual da chanfradura da arcada para o ângulo de desvio.[84]

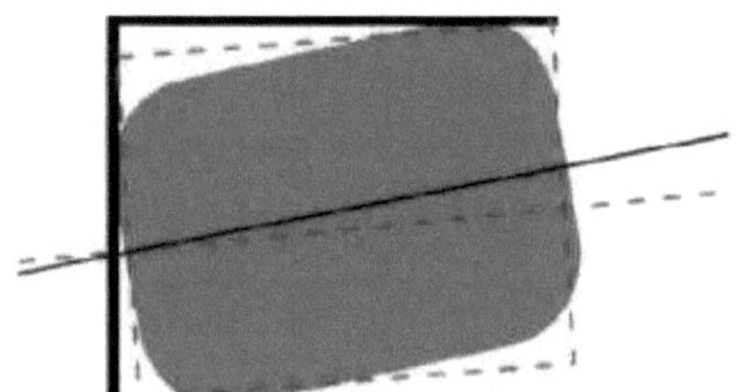

Efeito dos cantos arredondados ('chanfro da borda') na folga entre o fio rectangular e a ranhura do suporte.

c)   Dimensões da ranhura do suporte

Kusy e Whitley examinaram 24 suportes de oito fabricantes e encontraram três ranhuras de suporte mais pequenas e 20 outras maiores do que as dimensões indicadas pelos fabricantes. A maior ranhura de 0,018 polegadas mediu 16% mais do que o indicado, e a maior ranhura de

0,022 polegadas mediu 8% mais do que o indicado. Além disso, como os fornecedores europeus utilizam ferramentas métricas, os seus valores-alvo são 0,5 mm (0,0197") para ranhuras de 0,018" e 0,6 mm (0,0236") para ranhuras de 0,022". Por outras palavras, os suportes dos fornecedores europeus estavam sobredimensionados mesmo sem erros.[84]

Os resultados de um estudo realizado por Cash e colaboradores também indicam que as ranhuras dos braquetes ortodônticos são todas maiores do que as indicadas pelos fabricantes. A geometria das ranhuras e o padrão de acabamento dos braquetes variaram muito entre os grupos de braquetes.[85]

Se a mecânica do tratamento depender dos momentos gerados nos brackets dos incisivos com arcos rectangulares, os erros de tamanho de ranhura acima referidos podem induzir a inclinação lingual dos incisivos.

TOMBAMENTO DEVIDO A PERDA DE CONTROLO DO BINÁRIO*

	5°	Perda de binário 8°	10°
Maxilar	1,3 mm	2,1 mm	2,7 mm
Mandibular	1,2 mm	1,9 mm	2,3 mm

-Alteração lingual da posição do bordo incisal (incisivos de dimensões médias).

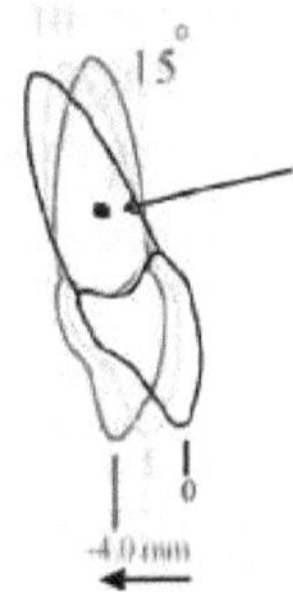

Perda progressiva da posição ântero-posterior do incisivo superior quando os incisivos estão livres para

inclinar para lingual devido ao aumento da folga entre o fio e o suporte

O fabrico da ranhura do suporte introduz partículas metálicas, ranhuras e estrias, que podem impedir o encaixe total do fio nas paredes da ranhura. Vários processos de fabrico de suportes que envolvem moldagem por injecção, fundição ou fresagem podem também afectar a precisão dos valores de binário prescritos. A moldagem expõe o material à expansão e contracção, enquanto que a fresagem pode incorporar uma superfície de grão áspero.

Os fabricantes podem aumentar o tamanho do slot e diminuir ligeiramente a secção transversal do fio do arco em relação ao tamanho relatado para excluir a possibilidade de um fio não ser totalmente encaixado no slot do braquete. Outras medidas tomadas para evitar este incidente indesejável incluem arredondar e chanfrar as bordas dos arcos e braquetes; isto torna a inserção do fio mais fácil. A imagem abaixo mostra os bordos arredondados de um fio de arco e da ranhura de um bracket.

Propriedades dos materiais

a) Materiais de suporte

O braquete ortodôntico é uma parte importante do sistema de aparelhos ortodônticos, pois transmite as forças do fio para os tecidos do PDL para efetuar a movimentação dentária. É fundamental que os braquetes sejam fabricados com materiais que atendam às especificações para seu uso clínico. Uma especificação importante diz respeito à integridade do slot do braquete após a aplicação de forças ortodônticas. A falha ou distorção dos braquetes ortodônticos durante o tratamento minimiza o controle da movimentação dentária. Durante a aplicação do torque, a resistência ao alargamento do slot do braquete de aço inoxidável é um fator crítico.[3]

Flores e colaboradores referiram que a força necessária para deformar permanentemente os suportes metálicos é mais elevada para a concepção de gémeos regulares do que para a concepção de asa simples. Isto é de se esperar, pois um braquete de tamanho grande permitirá que as forças sejam dissipadas através de uma área maior, minimizando assim o stress. O aumento do torque do slot em certos braquetes permite que o ortodontista realize o movimento de torque lingual da raiz de forma mais eficiente e com menos tempo de cadeira. À medida que o ângulo de torque do slot aumenta, os braquetes se deformam com menos força. Um exame minucioso dos braquetes com ângulos altos mostra um volume reduzido de material para resistir à força aplicada, de modo que a tensão local é maior. Este facto pode fazer com que os suportes metálicos se deformem com menos força. Uma vez que o efeito da utilização de um material mais forte na força necessária para deformar os suportes é maior do que o efeito das alterações no grau de binário da ranhura, pode deduzir-se que os suportes fabricados com matérias-primas mais fortes tolerarão um aumento no grau de binário da ranhura sem enfraquecer os suportes metálicos.[25]

A primeira geração de braquetes plásticos estéticos provocou alguma preocupação relativamente ao seu desempenho clínico; não eram capazes de transferir o torque para o dente devido à deformação plástica associada ao seu baixo módulo.

Os braquetes de cerâmica e o reforço de fibra dos aparelhos de plástico-policarbonato aumentaram a rigidez do aparelho, minimizando assim algumas preocupações clínicas. No entanto, as tensões induzidas pelo torque são excessivamente altas, como evidenciado pelo exame de slots de braquetes de aço inoxidável recuperados, que demonstraram paredes internas deformadas e entalhadas, acompanhadas de alterações dimensionais. Essas irregularidades promovem ainda mais a folga entre o fio e o braquete, pois impossibilitam o encaixe total do fio. Irregularidades superficiais semelhantes e defeitos estruturais decorrentes das cargas compressivas desenvolvidas durante o encaixe do fio no slot também foram descritos em fios de níquel-titânio (Ni-Ti) recuperados.

Flores comparou a resistência à fractura dos brackets cerâmicos e a força para deformar permanentemente os brackets metálicos e descobriu que os brackets cerâmicos eram capazes de suportar uma força maior do que os brackets metálicos. Ele sugeriu que as baixas forças necessárias para que os braquetes metálicos falhassem indicavam que os braquetes poderiam se distorcer durante o tratamento quando altas forças de torque fossem aplicadas.[25]

Os materiais envelhecidos in vivo estão expostos ao ambiente severo da cavidade oral, que envolve vários parâmetros potentes, incluindo a aplicação de cargas complexas e multiaxiais resultantes do encaixe do fio na ranhura e das cargas mastigatórias; a acção da flora oral e dos seus subprodutos, que podem modular as variáveis microambientais locais, como no caso do Streptococcus mutans acidogénico, e as variações de temperatura. Verificou-se que a acçao sinérgica destes factores altera significativamente a integridade da superfície dos brackets de aço inoxidável.

Em resumo, a deformação e a alteração dimensional das paredes das ranhuras alteram o binário prescrito, uma vez que as ranhuras macias podem ser distorcidas plasticamente, impedindo o engate correcto. As alternativas envolvem a utilização de ranhuras metálicas. No entanto, as ranhuras de aço inoxidável podem ter uma superfície rugosa e porosa, dificultando o encaixe total do fio. Os brackets de titânio demonstraram uma estabilidade estrutural superior em comparação com os brackets convencionais de aço inoxidável na aplicação de forças de torção, o que pode ser promissor para futuras aplicações.

b) Materiais de arame para arcos

A rigidez do fio do arco pode modular a transferência das cargas resultantes da activação de um fio engatado na ranhura pré-ajustada. No caso de uma liga de baixo módulo, como a Ni-Ti, a expressão do binário é ainda mais reduzida porque alguma activação é dissipada como deformação elástica.

A tabela abaixo apresenta uma parte extraída dos Nomogramas de Kusy para a rigidez de alguns fios rotineiramente utilizados em tratamento, com o valor de 1 atribuído ao fio Ni-Ti 0,018 x 0,018".

Secção transversal do fio (m)	Índice de rigidez*	
	Ni-Ti	p-7z Aço inoxidável
0.017 x 0.025	1.7	412

| 0.021 x 0.025 | 2.8 | 516 |

Índices de rigidez relativa de fios de arco rectangulares de várias ligas

Assim, espera-se que a inserção de um fio de Ni-Ti 0,017 x 0,025" numa ranhura de 0,018" forneça 7 vezes menos carga do que um fio de aço inoxidável com a mesma secção transversal. A escolha deste fio para aplicação de binário tem 2 grandes desvantagens na expressão da gama completa de binário prescrita no suporte: a folga substancial, que atinge 20° e a rigidez reduzida do fio em relação à liga de aço inoxidável. A falta de rigidez dos fios de Ni-Ti foi relatada como responsável pelo requisito de que o torque do fio deve exceder 25° para induzir um platô de desativação. Uma vez que não é possível encontrar valores de binário tão elevados em nenhuma prescrição, postula-se que a eficácia clínica dos fios de baixo módulo na aplicação de binário é questionável se não for incorporada a torção do fio quando tal for aplicável, ou seja, nos fios de beta-Ti.

Além disso, foi manifestada alguma preocupação quanto à capacidade dos fios de Ni-Ti termoelásticos e activados pelo calor para transferir o momento necessário devido a uma diminuição da expressão da carga durante o consumo de bebidas frias. A ingestão de bebidas frias inverte a transformação da fase austenítica, com um módulo de 75 GPa, para a fase martensítica, mais complacente, com um módulo de 28 GPa. A investigação sugere que este efeito é responsável por uma redução de 50% na rigidez que persiste durante 2 horas, o que afecta negativamente a expressão do binário do suporte pré-ajustado.

Assim, o Ni-Ti requer valores de binário que excedem as prescrições; o TMA pode ser utilizado se estiver exageradamente torcido. O tratamento correctivo envolve a selecção de arcos de aço inoxidável rectangulares e de grande secção transversal.[86]

Diminuição da força

A diminuição da força é a redução da força produzida por um fio de arco, deflectido dentro dos seus limites elásticos, à medida que regressa à sua forma original. Um limiar mínimo de força é necessário para causar o movimento do dente. A força produzida por um fio de arco deflectido para encaixar um dente mal posicionado irá diminuir à medida que o dente se move até que o limiar mínimo de força seja atingido. Neste ponto, o movimento do dente irá parar antes que o fio de arco tenha retornado completamente à sua forma original. O fio reto nunca se torna completamente reto. A diminuição da força ocorre em todas as direções do movimento dentário. Ela é mais evidente no nivelamento de uma cura excessiva de Spee em casos de mordida profunda ou na criação de uma curva normal de Spee em casos de mordida aberta. Nessas situações, embora o efeito da diminuição de força de dente para dente possa ser muito pequeno, o efeito cumulativo de molares para pré-molares e dentes anteriores resulta em uma sub-correção significativa.

Em vez de dobrar os arcos, a compensação para a diminuição da força pode ser realizada alterando as alturas das ranhuras dos arcos, torques, pontas e rotações iguais ao efeito da diminuição da força; cuja quantidade exacta é actualmente desconhecida. A diminuição da força "acrescenta-se" ao jogo. O princípio da diminuição de força não foi investigado na literatura ortodôntica.

Variáveis biológicas

I. Variáveis dentárias

A. Aparelhos fixos labiais

As variações na estrutura do dente, tais como superfícies faciais irregulares, angulações coroa/raiz e formas invulgares de coroas requerem variações nos seus parâmetros de ponta, binário, rotação e altura para obter resultados óptimos.

Três variáveis biológicas principais são importantes a este respeito[2] :

a) Variação do contorno facial entre pacientes

b) Localização vertical do suporte na curvatura da superfície labial

c) Orientação do eixo longo da coroa em relação ao eixo longo da raiz

d) Variação do contorno facial entre pacientes

Quando uma técnica SWA é usada, assume-se que cada ponto no contorno facial de cada tipo de dente é idêntico para todos os pacientes. Andrews, o criador do conceito moderno do fio reto, afirmou que os dentes de cada indivíduo variam apenas numa faixa muito limitada. Wheeler, da mesma forma, observou que as curvaturas faciais dos dentes são tão consistentes quanto qualquer detalhe anatómico.

Vários outros relatos na literatura afirmaram que os contornos faciais dos dentes não são idênticos entre os pacientes. Esses relatórios concluíram que qualquer torque colocado num braquete resultará na colocação dos mesmos tipos de dentes em diferentes eixos longos, de acordo com a variação dos contornos da superfície facial entre os pacientes.

A consistência dos contornos faciais entre dentes do mesmo tipo pode ser comparada através da construção de tangentes a vários pontos da superfície facial e da medição dos ângulos formados com o longo eixo da coroa. Essas medidas e seus desvios-padrão foram calculados por Germane e colaboradores. Os desvios-padrão representam a variabilidade na inclinação da superfície facial que ocorre em alturas específicas em dentes do mesmo tipo. O menor desvio padrão de ±2,6° ocorreu no incisivo central inferior a 3 mm da borda incisal. O maior desvio-padrão, de ± 6,4°, ocorreu no primeiro molar inferior, a 5mm das pontas das cúspides. Uma vez que a inclinação da superfície facial influencia a quantidade de torque fornecida por um braquete, estes desvios padrão indicam uma variação correspondente no torque fornecido por um braquete pré-ajustado fixado à superfície facial. Tanto na maxila quanto na mandíbula, o desvio padrão aumenta do incisivo central para o primeiro molar, indicando uma maior variação da superfície facial à medida que se avança posteriormente.

Com este espectro normal de resultados, inevitável com aparelhos pré-ajustados, a variação de vários graus entre as várias prescrições não tem nenhuma vantagem ou desvantagem aparente. Pode-se argumentar que é possível evitar o problema simplesmente não usando um fio de tamanho normal e, portanto, não expressando todo o torque potencial do aparelho. No entanto, se a variação original do eixo longo fosse toda numa direcção, a utilização de um fio de acabamento menos preciso não diminuiria a gama de resultados. Simplesmente deslocaria a média na direcção do eixo longo original. Se a variação original do eixo longo fosse em ambas as direcções, a utilização de um fio de acabamento menos preciso teria o efeito de aumentar a gama de eixos longos acabados, na medida em que o fio não se ajustasse ao suporte.

O relato de Andrews de que o contorno da superfície facial é mais consistente quando o ponto FA é usado para localizar os braquetes em vez de uma medida milimétrica a partir da borda incisal ou da ponta da cúspide não é confirmado nos estudos de Germane et al. bem como nos de Bryant et al. ambos relataram uma variação considerável na localização do ponto FA dos incisivos centrais.

e)   Localização vertical do suporte na curvatura da superfície labial

As medições de torque nas quais o SWA de Andrews se baseou foram feitas no ponto FA de cada dente e o valor médio obtido para cada dente em particular foi incorporado nos braquetes do aparelho de fio reto. Teoricamente, para que esses braquetes apliquem o torque implícito na prescrição, eles deveriam ser posicionados no mesmo ponto em que os valores médios de torque foram obtidos pela primeira vez, o ponto FA. O mesmo vale para quase todas as outras prescrições de aparelhos, pois a maioria delas é uma modificação da prescrição original de Andrews.

Muitos clínicos, entretanto, não usam o ponto FA na colagem e, portanto, o torque aplicado ao dente varia da prescrição. Por exemplo, a prescrição de Andrews pede um torque de -22° no braquete do segundo pré-molar inferior. Se todos os outros fatores forem mantidos constantes, um SWA é passivo neste braquete quando o dente é devidamente torqueado. Se variarmos apenas a colocação desse mesmo braquete na superfície facial de 3 a 4 para 5 a 6 mm da ponta da cúspide, o torque introduzido por um fio reto é de 17,5°, 10,6°, 1,3° e -8,3°, respectivamente, nesses locais separados, sendo os valores positivos iguais ao torque lingual da raiz.[87]

Thurow mostrou que duas posições verticais diferentes de um braquete num dente causarão duas inclinações axiais (torque) buco-linguais diferentes.

Meyers e Nelson afirmaram que o primeiro pré-molar inferior tem a maior curvatura oclusogengival de todos os dentes e que um deslocamento de 3 mm do braquete resulta numa alteração de 15° no torque aplicado.[2]

As mudanças pronunciadas na inclinação da superfície facial observadas nestes estudos com apenas uma ligeira mudança na posição do braquete sugerem que a hipótese de erro de Andrews, de que os clínicos podem colocar braquetes com um erro de ± 2° no torque, não é suportada.

f)   Orientação do eixo longo da coroa em relação ao eixo longo da raiz
O torque do slot do braquete pode ser alterado para compensar as diferenças nos contornos da superfície facial coronal entre pessoas ou entre diferentes locais no mesmo dente. Estes factores servem para localizar a coroa do dente em relação à oclusão dentária desejada. Variações na orientação do longo eixo da coroa em relação ao longo eixo da raiz, no entanto, resultarão em variações no posicionamento da raiz, mesmo com o posicionamento constante da coroa.

O ângulo de Collum foi utilizado para avaliar a orientação do eixo longo da coroa em relação ao da raiz. É medido da seguinte forma.

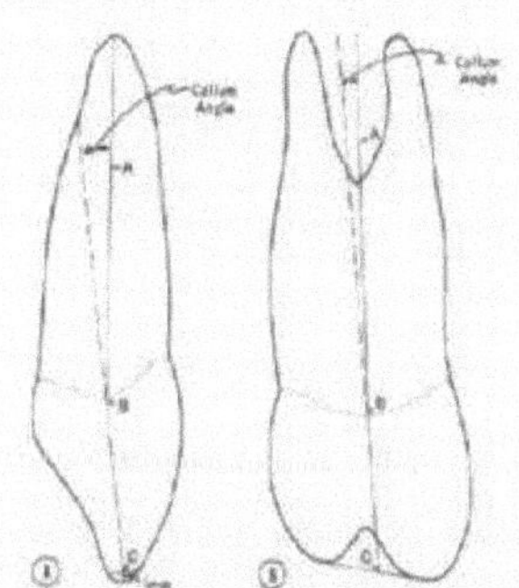

AB é o eixo longo da raiz, e BC é o eixo longo da coroa. O ângulo do colo é
o ângulo formado entre AB e a extensão de BC.

Germane et al. e Carlsson et al. encontraram uma variação considerável para os mesmos tipos de dentes entre várias pessoas relativamente a este parâmetro.

B.   Aparelhos fixos linguais

As características distintivas da forma do incisivo lingual sugerem que variações relativamente pequenas no posicionamento do braquete lingual podem resultar em desvios aparentes da expressão desejada de primeira e terceira ordem, o que levou à recomendação da colagem indireta de aparelhos linguais. Entretanto, mesmo quando se utiliza o método de colagem indireta, ainda existe uma certa porcentagem de erros durante a colagem. Além disso, quando os braquetes têm que ser recolocados, eles são frequentemente colocados diretamente, um método que é mais propenso a erros.

Portanto, uma decisão pode ser considerada inicialmente em favor das secções linguais, que são menos sensíveis a erros de colocação de braquetes. Os locais mais comuns da superfície lingual do esmalte considerados apropriados para a colocação de braquetes podem ser divididos entre a secção da fossa lingual (S1) e o platô de transição entre a fossa incisal e a convexidade do cíngulo (S2). Para compensar os diferentes diâmetros dos dentes, é também habitual nivelar as diferenças entre a base do bracket e a superfície do esmalte lingual com um material compósito, colocando assim os brackets numa linha imaginária entre o bordo incisal e o cíngulo (S3). A parte mais proeminente na convexidade do cíngulo (S4) também é considerada uma secção.

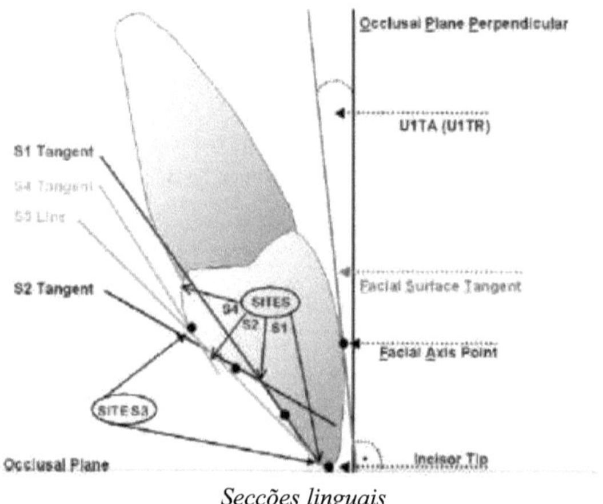

Secções linguais

Um estudo realizado por Knosel e colaboradores concluiu que, para os locais mais comuns de aplicação de braquetes localizados na pá lingual (S1 e S2), são esperadas mudanças de inclinação de terceira ordem de 0,4-0,7 graus para cada grau de mudança na inclinação da superfície lingual. O impacto dos erros de colocação dos braquetes na angulação de terceira ordem é semelhante entre as secções S1 e S2 e a convexidade do cíngulo (S4). A secção S3 provou ser a menos afectada pela variação inter-individual.[45]

A convexidade do cíngulo parece assim aceitável para uma abordagem lingual com fio recto, do ponto de vista do impacto dos erros de colocação dos brackets na angulação de terceira ordem.

Takemoto e Scuzzo chamaram a atenção para o facto de os diâmetros dos diferentes tipos de dentes apresentarem uma pequena variação perto da margem gengival e propuseram uma abordagem lingual com fio recto, colocando os brackets perto da margem gengival no cíngulo.

II. Variáveis do esqueleto

As variações nas relações verticais e antero-posteriores do maxilar requerem variações nas posições dos incisivos maxilares e mandibulares. Em comparação com as estruturas esqueléticas de Classe I, os incisivos maxilares são mais procumbentes e os incisivos mandibulares são mais verticalizados nas estruturas esqueléticas de Classe III; enquanto os incisivos mandibulares são mais procumbentes e os incisivos maxilares são mais verticalizados nas estruturas de Classe II.

Ross et al. mostraram que as inclinações facio-linguais dos incisivos superiores em relação ao plano oclusal podem variar até 13° entre os padrões verticais de ângulo alto e ângulo baixo, como mostra a figura abaixo. Eles afirmam: "É claro que o conceito de 'um aparelho serve para todos' desafia a variação biológica normal entre os pacientes ortodônticos".[20]

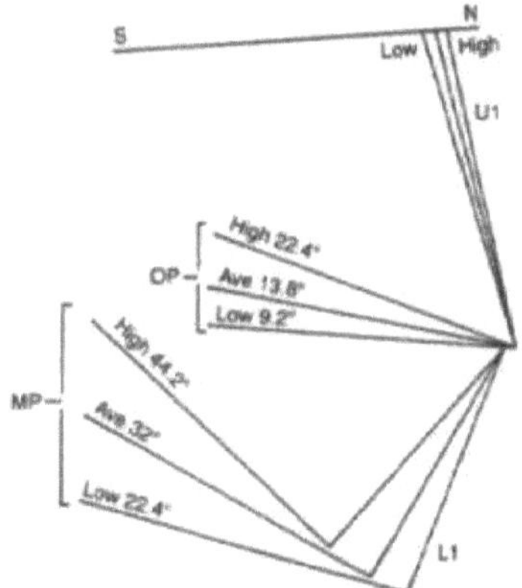

Relações espaciais do plano mandibular (MP), planos oclusais (OP), incisivo superior (Ul) e incisivo inferior (L1), sobrepostos na base do crânio. Os valores representam as inclinações

médias

III. Outras variáveis

Tendências de recaída

Zachrisson mostrou a correção de rotações de 9/10s dobrando os fios da arcada para atingir rotações de 11/10s ou 12/10s. Subsequentemente, durante a contenção, os dentes recuperaram para as rotações desejadas de 10/10s. Roth e Swain sugerem que as sobre-correcções para o ressalto dos tecidos ou tendências de recidiva não se devem limitar às rotações, mas devem incluir também sobre-correcções para alturas, pontas e torques.

Expressão do binário de braquetes autoligáveis

Os braquetes autoligáveis têm recebido muita atenção nos últimos anos. As vantagens básicas desses braquetes envolvem a eliminação de meios de ligadura, como os módulos elastoméricos, juntamente com o processo ou ferramentas associadas à sua aplicação. Esta característica está associada a uma série de efeitos favoráveis no tratamento, o mais importante dos quais é, supostamente, a obtenção de um encaixe consistente do fio sem o indesejável relaxamento da força dos módulos elastoméricos, mantendo assim um estado constantemente activo dos fios encaixados. Outras vantagens principais relatadas foram em termos de redução do atrito e do tempo de tratamento na mecanoterapia ortodôntica.[43]

Apesar da apresentação de muitas evidências empíricas e anedóticas, há falta de evidências sobre as alegações dos fabricantes sobre a eficiência dos braquetes autoligáveis tanto no fechamento de espaço quanto no controle de torque. Isto é particularmente intrigante devido às exigências contraditórias envolvidas na configuração mecanoterapêutica para estes casos, uma vez que o fecho do espaço com mecânica de deslizamento requer baixa fricção, enquanto o controlo de torque necessita do desenvolvimento de forças de fricção entre o fio e as paredes da ranhura do bracket.

Em geral, os braquetes autoligáveis enquadram-se numa de duas categorias de design, com base na forma de fecho da ranhura:

* Activo
* Passivo

Braquetes autoligáveis activos

O bracket activo típico apresenta um clip de mola resiliente que se encaixa no slot, reduzindo a sua profundidade facio-lingual. Como este clip pode armazenar energia quando é activado por um desalinhamento lingual, um dente rodado ou um fio rectangular torcido, tem o potencial de exercer força lingual sobre o fio e ajudar a trazer o dente para a sua posição correcta. Os críticos do desenho do grampo dizem, no entanto, que um componente activo da ligadura aumenta desnecessariamente a resistência à fricção. Alguns investigadores descobriram que qualquer vantagem da diminuição do atrito com braquetes autoligáveis activos é reduzida quando são colocados fios rectangulares. Sugeriu-se também que o desenho assimétrico do clip cantilever fornece uma força direccionada diagonalmente para o fio do arco, reduzindo a eficiência do torque e causando erros na expressão do torque.

Braquetes autoligáveis passivos

Os mecanismos de ligação passivos não comprometem a profundidade da ranhura. Um desenho passivo utiliza uma porta que desliza através da ranhura, transformando efectivamente o suporte num tubo. Outro desenho apresenta um clipe em C lateral a cada uma das asas de amarração mesial e distal. O benefício alegado dos sistemas autoligáveis passivos é a redução do atrito com todos os tamanhos de fio, resultando num movimento dentário mais rápido. No entanto, devido à ausência de uma força dirigida para a língua, alguns críticos argumentam que a incapacidade de controlar o torque pode ser um problema com fios de tamanho inferior ao normal (rectangulares).

Um estudo laboratorial anterior relatou uma grande perda de torque para os braquetes autoligáveis passivos, e menor para a versão activa dos mesmos.

Em contraste, Pandis N e colaboradores relataram no seu ensaio clínico randomizado que os braquetes autoligáveis parecem ser igualmente eficientes na aplicação de torque aos incisivos superiores em relação aos braquetes convencionais em casos de extracção e não extracção. Os autores procuraram explicar as provas contraditórias com base na aplicação clínica dos materiais e nos factores que intervêm na manipulação clínica das fases de torque.[88]

Badawi II M e colaboradores estudaram recentemente a diferença entre os momentos de terceira ordem que podem ser obtidos através do encaixe de fios de aço inoxidável de 0,019 x 0,025" em 2 braquetes autoligáveis activos (In-Ovation e Speed) e 2 braquetes autoligáveis passivos (Damon 2 e Smart Clip).[43] Eles concluíram que:

• Os brackets autoligáveis activos parecem ter um melhor controlo de torque, um resultado directo do seu clip activo que força o fio para dentro da ranhura do bracket.

• A quantidade de inclinação do fio do braquete foi consideravelmente menor para braquetes autoligáveis activos do que para braquetes autoligáveis passivos.

• Os braquetes autoligáveis ativos expressaram valores de torque mais altos do que os braquetes autoligáveis passivos em ângulos de torção clinicamente utilizáveis (0°-35°).

• Os braquetes autoligáveis passivos produziram momentos mais baixos em ângulos de torção baixos e começaram a produzir momentos mais altos em torções altas que não podem ser usados clinicamente.

• A gama de activação de binário clinicamente aplicável foi maior para os braquetes autoligáveis activos do que para os braquetes autoligáveis passivos.

• Todos os suportes apresentaram variações significativas no binário expresso, o que parece ser atribuído à variação das dimensões das ranhuras dos suportes. Os suportes Damon2 e Speed foram relativamente mais consistentes do que os suportes Smart Clip e In-Ovation.

Com base nas suas conclusões, os autores sugeriram que

• Investigações futuras devem investigar a expressão do torque em todos os dentes anteriores maxilares simultaneamente.

• A utilidade das prescrições de múltiplos braquetes deve ser analisada com mais atenção, devido às grandes variações na expressão do torque e aos altos graus de inclinação do arco-fio do braquete nos sistemas de braquetes autoligáveis passivos.

Binário e fricção de deslizamento

Na terapia ortodôntica activa, se um fio rectangular encaixado não preencher completamente a ranhura, é permitida alguma rotação de terceira ordem sem restrições. Se a folga associada dentro da ranhura for zero, são criadas forças occluso-gengivais através do contacto directo do fio com a ranhura.

O binário não terá um efeito dramático no atrito de deslizamento mesio-distal até que exceda o ângulo de folga de terceira ordem da combinação arame-ranhura. Segundo consta, a folga de terceira ordem para um arame totalmente trefilado de 0,019 x 0,025 polegadas numa ranhura aberta de 0,022 polegadas é próxima de 10^0. Para além de 10^0 de torque, um aumento no atrito é devido à presença de forças normais occluso-gengivais entre o fio e a ranhura, componentes do par de torção gerado.[46]

Moore et al mediram o atrito em dois braquetes diferentes com ponta facio-lingual e torque pré-determinados. Registaram um aumento significativo do atrito com o binário imposto.[90]

Sims et al também quantificaram o atrito produzido com fios deslizando através de ranhuras de braquetes posicionadas para introduzir valores de torque específicos. Eles relataram que, com o torque presente, um braquete autoligado mostrou consistentemente menos resistência ao deslizamento do que dois braquetes ligados convencionalmente.[91]

Chung e colaboradores referiram que, em pequenos ângulos de torque, o atrito tende a ser menor com sistemas autoligáveis passivos do que com sistemas autoligáveis activos. No entanto, à medida que o binário aumenta em direcção ao ângulo de folga de terceira ordem, as diferenças nas resistências de fricção entre os conjuntos coroa-fixação geralmente diminuem. Com esta folga eliminada, as diferenças na resistência ao atrito podem não depender tanto da categoria de ligadura, mas sim do desenho básico do mecanismo de ligadura.[46]

Uma recomendação clara destes estudos é minimizar o torque nos segmentos vestibulares antes de iniciar a retracção em massa dos dentes anteriores, tanto nos sistemas convencionais como nos vários sistemas de braquetes autoligáveis.

4 Conclusão

A partir da discussão acima, fica claro que as considerações sobre o torque podem influenciar o resultado do tratamento, bem como a estabilidade do resultado alcançado, de várias maneiras. É necessário muito cuidado com relação ao controle de torque durante o tratamento de casos com qualquer uma das diferentes filosofias de tratamento e sistemas de aparelhos que estão atualmente disponíveis para o ortodontista.

O controlo do binário deve ser mantido desde as fases iniciais do próprio tratamento, de modo a que a movimentação dos dentes para as suas posições finais comece logo que os brackets tenham sido colocados e os primeiros fios da arcada atados. Assim, há um fluxo gradual em direcção à fase de acabamento, com menos trabalho necessário no final.

Os clínicos que utilizam uma disciplina rigorosa de fio reto podem, na verdade, necessitar de um torque maior do que aquele incorporado nos aparelhos pré-ajustados atualmente disponíveis; alternativamente, uma ativação suficiente deve ser aplicada nos fios dos braquetes encaixados no slot. Uma vez que os ortodontistas lidam com materiais reais, o torque prescrito deve ser aumentado para compensar a folga entre o fio e o braquete, os vários processos de fabricação e os procedimentos clínicos, que neutralizam a expressão dos valores de torque incorporados nos braquetes.

A investigação futura e o desenvolvimento de produtos devem ser direccionados para a melhoria dos conhecimentos actuais e do arsenal para este fim, de modo a que os objectivos do tratamento ortodôntico, nomeadamente a obtenção de uma oclusão funcional, estética e estabilidade, sejam atingidos da melhor forma possível.

Bibliografia

1. Thicket E, Taylor NG, Hodge T. Escolhendo uma prescrição de aparelho ortodôntico pré-ajustado para dentes anteriores. JOrthod2007;34:95-100.

2. Germane N, Bentley BE, Isaacson RJ. Três variáveis biológicas que modificam a angulação faciolingual dos dentes com aparelhos de fio reto. *Am J Orthod Dentofacial Orthop* 1989;96:312-9.

3. Gioka C, Eliades T. Variação induzida por materiais na expressão do torque de aparelhos pré-ajustados. *Am J OrthodDentofacial Orthop* 2004;125:323-8.

4. Rauch ED. Torque e sua aplicação na ortodontia. *Am JOrthod* 1959;45:817-30.

5. Strang RHW. Uma discussão sobre a força de torque como disponível no mecanismo de arco edgewise. *Angle Orthod.* 1932;2:88-111.

6. Brodie AG. Uma discussão sobre a força de torque. *Angle Orthod.* 1933;3:263-265.

7. Steadman SR. Predeterminação da sobremordida e do overjet. *Angle Orthod* 1949:19; 101-5.

8. Nhoum HI. Torque - Uma técnica de fio redondo. *Angle Orthod* 1962:32(4);242-51.

9. Andrews LF. As seis chaves para uma oclusão normal. *Am J Orthod.* 1972;62:296-309.

10. Sanin C e Savara BS. O desenvolvimento de uma oclusão excelente. *Am J Orthod.* 1972;62:345-52

11. Schrody DW. Uma avaliação mecânica da reacção do segmento bucal ao torque de borda. *Angle Orthod* 1974;44:120-6.

12. Steyn CL. Medição da força de torque edgewise in vitro. *Am J Orthod* 1977;71:565-73.

13. Dellinger EL. Uma avaliação científica do aparelho straight-wire. *Am J Orthod* 1978;73:290-9.

14. Magness WB. O conceito de fio recto. *Am JOrthod* 1978;73:541-50.

15. Paige SF. Uma Técnica de Fio Leve Lingual. *J Clin Orthod* 1982:16(8);534-44.

16. Sebanc J, Brantley WA, Pincsak JJ, Conover JP. Variabilidade do torque radicular efetivo em função do bisel da borda em fios de arco ortodôntico. *Am J Orthod Dentofacial orthop* 1984;86:43-51.

17. Bryant RM et.al. Variabilidade em três características morfológicas do incisivo central superior permanente. *Am J OrthodDentofacial Orthop* 1984;86:25-32.

18. Vardimon AD, Lambertz W. Avaliação estatística dos ângulos de torque em referência às teorias do aparelho de fio recto (SWA). *Am J Orthod Dentofacial Orthop* 1986;89:56-66.

19. Hussels, W. e Nanda, R. S. Effect of maxillary incisor angulation and inclination on arch length, *Am J OrthodandDentofacial Orthop 1987:* 91;233-239.

20. Ross VA, Isaacson RJ, Germane N, Rubenstein LK. Influência do padrão de crescimento

vertical nas inclinações facio-linguais e na mecânica de tratamento. *Am J Orthod Dentofacial Orthop.* 1990;98:422-429.

21. Owen A H. Torque na Base vs. Torque na Face. *J Clin Orthod* 1991:25(10);608-10.

22. Robert J. Isaacson, Steven J. Lindauer e Loretta K. Rubenstein, Momentos com o aparelho edgewise: Controlo do torque do incisivo. *Am J Orthod Dentofacial Orthop* 1993;103:428-38.

23. Creekmore T D e Kunik R L. Straight wire: A próxima geração. *Am J Orthod Dentofacial Orthop* 1993;104:8-20.

24. Chan CK et al. Efeitos da validade do marco cefalométrico na angulação dos incisivos. *Am JOrthodDentofac Orthop* 1994;106:487-95.

25. Flores DA, Choi LK, Caruso JM, Tomlinson JL, Scott GE, Jeiroudi MT. Deformação de braquetes metálicos: um estudo comparativo. *Angle Orthod* 1994;64:283-90.

26. Odegaard J, Meling T, Meling E. Uma avaliação dos momentos de torção desenvolvidos em aplicações ortodônticas. Um estudo in vitro. *Am J Orthod Dentofacial Orthop* 1994;105:392-400.

27. Tulin Ugur e Filiz Yukay. Inclinações facio-linguais normais de coroas dentárias comparadas com grupos de tratamento de braquetes padrão e pré-torquizados. *Am J Orthod Dentofac Orthop* 1997;112:50-7.

28. Meling TR, Odegaard J, Seqner D. Sobre a altura da ranhura do bracket: um estudo metodológico. *Am J OrthodDentofacial Orthop* 1998;113: 387-93.

29. Robert J. Parker e Edward F. Harris. Direcções dos movimentos dentários ortodônticos associados à reabsorção radicular apical externa do incisivo central superior. *Am J OrthodDentofacial Orthop* 1998;114:677-83.

30. Meling TR, Odegaard J. O efeito do par de segunda ordem na aplicação do torque. *Am J OrthodDentofacial Orthop* 1998; 113:256-62.

31. Miethke RR, Melsen B. Efeito da variação da morfologia dentária e da posição dos braquetes na correcção de primeira e terceira ordem com aparelhos pré-ajustados. *Am J Orthod Dentofacial Orthop* 1999; 116:329-35.

32. O'Higgins EA, Kirschen RH, Lee RT. A influência da inclinação do incisivo maxilar no comprimento do arco. *Br JOrthod* 1999;26:97-102.

33. Kapur R, Sinha PK, Nanda RS. Comparação da transmissão de carga e da deformação do braquete entre braquetes de titânio e de aço inoxidável. *Am J Orthod Dentofacial Orthop* 1999;116:275-8.

34. Steve Marshall et al. Movimentos transversais dos molares durante o crescimento. *Am J Orthod Dentofacial Orthop* 2003;124:615-24.

35. Simone Currim e Prabodh V. Wadkar. Avaliação objectiva das características oclusais e coronais de indivíduos normais não tratados: Um estudo de medição. *Am J OrthodDentofacial Orthop* 2004;125:582-8.

36. Geron S, Romano R, Brosh T. Forças verticais em ortodontia labial e lingual aplicadas em incisivos superiores - uma abordagem teórica. *Angle Orthod.* 2004;74:195-201.

37. Michael Knosel, Dietmar Kubein-Meesenburg e Reza Sadat-Khonsari. O Ângulo de Terceira Ordem e a Inclinação do Incisivo Maxilar em relação à Linha NA. *Angle Orthod* 2007:77(1);82-87.

38. Jayade V et al. Biomecânica do Torque de Arcos Retangulares Torcidos. *Angle Orthod* 2007:77(2);214-20.

39. Sangcheararn Y, Ho C. A Angulação do Incisivo Maxilar e o seu Efeito nas Relações Molares. *Angle Orthod2007*:77(2);221-5.

40. Hofmann A et al. Pressão Hidrostática do Ligamento Periodontal com Áreas de Reabsorção Radicular após a Aplicação de um Momento de Torque Contínuo. *Angle Orthod* 2007:77(4);653-9.

41. Sangcheararn Y, Ho C. Efeito da Angulação do Incisivo no Overjet e Overbite no Tratamento de Camuflagem da Classe II. *Angle* Orthod2007:77(6);1011-1018.

42. Shpack N, Geron S, Floris I, Davidovitch M, Brosh T, Vardimon AD. Colocação de brackets em sistemas lingual vs labial e colagem directa vs indirecta. *Angle Orthod.* 2007;77:509-17.

43. Badawi HM et al. Expressão de torque de braquetes autoligáveis. Am *J Orthod Dentofacial Orthop* 2008;133:721-8.

44. Al-Abdwani R, Moles D R e Noar J H. Efeitos da alteração da inclinação do incisivo nos pontos A e B. *Angle Orthod.* 2009;79(3):462-467.

45. Knosel M et al. Changes in Incisor Third-Order Inclination Resulting from Vertical Variation in Lingual Bracket Placement. *Angle Orthod.* 2009;79(4):747-754.

46. Chung M et al. Third-Order Torque and Self-Ligating Orthodontic Bracket-Type Effects on Sliding Friction. *Angle Orthod.* 2009;79:551-557.

47. Nikolai RJ. *Bioengineering Analysis of Orthodontic Mechanics (Análise de Bioengenharia da Mecânica Ortodôntica).* Philadelphia, Pa: Lea & Febiger; 1985. pp. 272

48. Thurow RC. *Edgewise Orthodontics.* 4ª ed. St Louis, Mo: CV Mosby Co; 1982. pp. 39.

49. Nanda RS. *Biomecânica e Estratégias Estéticas em Ortodontia Clínica.* St Louis, Mo: Elsevier Saunders; 2005. pp.120

50. Dempster WT, Adams WJ, Duddies RA. Disposição das raízes dos dentes nos maxilares.

J Am Dent Assoc 1963;67:779-801.

51. Jacobson A e Jacobson RL eds. *Radiographic cephalometry.* 2nd ed. Hanover park, IL: Quintessence publishing Co. 2006. pp. 63

52. Rakosi T. *An atlas and manual of Cephalometric radiography (Atlas e manual de radiografia cefalométrica).* Wolfe medical publishing Co. pp. 66

53. Arnett GW. Análise cefalométrica de tecidos moles: Diagnóstico e planeamento do tratamento da deformidade dento-facial. *Am JOrthodDentofacial Orthop* 1999;116:239-53.

54. Ghahferokhi AE. Avaliação crítica de um dispositivo para medir a inclinação da coroa do incisivo. *Am J OrthodDentofacial Orthop* 2002;121:185-91.

55. Andrews LF. *Straight wire: o conceito e o aparelho.* San Diego: K-W Publications; 1989. pp. 25

56. Rinchuse DJ e Kandaswamy S. Implicações da inclinação dos primeiros molares inferiores no debate entre extractor e não-extractor. *World J Orthod.* 2008:9;383-90.

57. Zachrisson BU. Tornando o sorriso da extracção de pré-molares completo c radiante. *World J Orthod.* 2002:3;260-5.

58. Lindauer SJ. The Basics of Orthodontic Mechanics (As bases da mecânica ortodôntica). *Semin Orthod2001*;7:2-15.

59. Jayade VP. *Begg refinado para os tempos modernos.* 1st ed. Hubli, Índia: Anuradha V Jayade. 2001. pp. 94

60. Graber TM, Vanarsdall RL, Vig KWL, eds. *Orthodontics: Princípios e Técnicas Actuais.* 4a ed. St Louis, Mo: Elsevier Mosby; 2005. pp.145

61. Graber TM, Swain BF, eds. *Orthodontics: current principles and techniques (Ortodontia: princípios e técnicas actuais).* St Louis: CV Mosby, 1985. pp. 717

62. Adams CP. *The design, construction and use of removable orthodontic appliances.* 5th ed. Bristol, NU: John Wright and Sons Ltd. 1984. pp. 82

63. Tweed CH. *Clinical Orthodontics.* St Louis, Mo: CV Mosby Co; 1969: pp. 148.

64. Renfroe WE*: Edgewise.* Filadélfia, 1975, Lea & Febiger. pp. 190

65. Bernstein L. Torque radicular com molas Warren. *J Clin Orthod* 1971:5(3); 167-9.

66. Shroff B. Correcção da raiz durante a terapia ortodôntica. *Semin Orthod2001*;7:50-58.

67. Creekmore TD. O novo aparelho com torque. *J Clin Orthod* 1973:7(3);553-73.

68. Graber LW, ed. *Orthodontics, State of the art, Essence of the science.* St Louis: CV Mosby, 1986. pp. 167

69. Alexander RG. A Disciplina Vari-Simplex Parte 1 Conceito e Desenho do Aparelho. *J Clin Orthod* 1983:17(6);380-92.

70. Hilgers JJ. Bio-progressivo Simplificado Parte 2 O Sistema Dinâmico Linear. *J Clin*

Orthod 1987:21(10);716-34.

71. Viazis AD. Terapia Bio-eficiente. *J Clin Orthod* 1995:29(9);552-68.

72. McLaughlin RP, Bennett JC, Trevisi HJ. *Mecânica do Tratamento Ortodôntico Sistematizado.* St Louis, Mo: CV Mosby Co; 2001. pp. 8

73. Sondhi A. Sistema de tratamento de assinatura Sondhi™. *Perspectivas Ortodônticas* .2003:9(2);3-8.

74. Begg PR, Kesling PC: *Begg orthodontic theory and technique*, ed. 3, Philadelphia, 1977, W. B. Saunders Company. pp. 132

75. Swain, BF. Técnica de forças leves diferenciais de Begg, em Graber TM *Current orthodontic - concepts and techniques*, Philadelphia, TV. B. Saunders Company, Vol. 2, 1969. pp. 665

76. Thompson WJ. Técnica de ancoragem combinada: Uma actualização da mecânica actual. *Am JOrthodDentofacial Orthop* 1988;93:363-79.

77. Hocevar RA. Técnica ortodôntica totalmente individualizada determinada pelo diagnóstico Begg-edgewise: Fundamentos, descrição e racionalidade. *Am J Orthod Dentofacial Orthop* 1985;88(1):31-46.

78. Kesling PC. Dinâmica do braquete Tip-edge. *Am J Orthod Dentofacial Orthop* 1989;96:16-25.

79. Parkhouse R. Fio rectangular e binário de terceira ordem: Uma nova perspectiva. *Am J OrthodDentofacial Orthop* 1998;113:421-30.

80. Goldschmied F. Um novo sistema de braçadeiras: Control 21. Aust Orthod J 2001:17;1-7.

81. Scuzzo G, Takemoto K. Invisible orthodontics: current concepts and solutions in lingual orthodontics. Berlin: Quintessenz- Verlag; 2003:23-38.

82. Creekmore TD. Sobre o torque. *J Clin Orthod* 1979:13(5);305-10.

83. Meling TR et al. Sobre as propriedades mecânicas de fios de aço inoxidável quadrados e rectangulares testados em torção. *Am JOrthodDentofacial Orthop* 1997;111:310-20.

84. Siatkowski RE. Perda do controlo do torque anterior devido a variações nas dimensões da ranhura do bracket e do fio do arco. *J Clin Orthod* 1999:32(9);508-10.

85. Cash AC et al. An evaluation of slot size in orthodontic brackets - Are standards as expected? *Angle Orthod2004*;74:450-453.

86. Meling TR e 0degaard J. Sobre a variabilidade das dimensões da secção transversal e das propriedades de torção de arcos rectangulares de níquel-titânio. *Am J Orthod Dentofacial Orthop* 1998;113:546-57.

87. Balut N et al. Variações na colocação de braquetes no aparelho ortodôntico pré-ajustado. *Am J OrthodDentofacial Orthop* 1992;102:62-7.

88. Pandis N et al. Torque dos incisivos superiores com aparelhos convencionais e autoligáveis - um ensaio clínico prospectivo. *Orthod Craniofacial Res*. 2006:9;193-8

89. Proffit WR e Fields HW. *Contemporary Orthodontics*, 4th ed. St Louis, MO: Mosby; 2007. pp. 395

90. Moore MM, Harrington E, Rock WP. Factores que afectam a fricção no aparelho pré-ajustado. *Eur JOrthod*. 2004;26: 579-583.

91. Sims APT, Waters NE, Birnie DJ, Pethybridge RJ. Uma comparação das forças necessárias para produzir movimento dentário in vitro usando dois braquetes autoligáveis e um braquete pré-ajustado empregando dois tipos de ligaduras. *Eur J Orthod*. 1993;15:377-385.

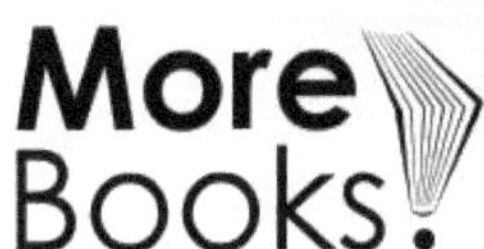

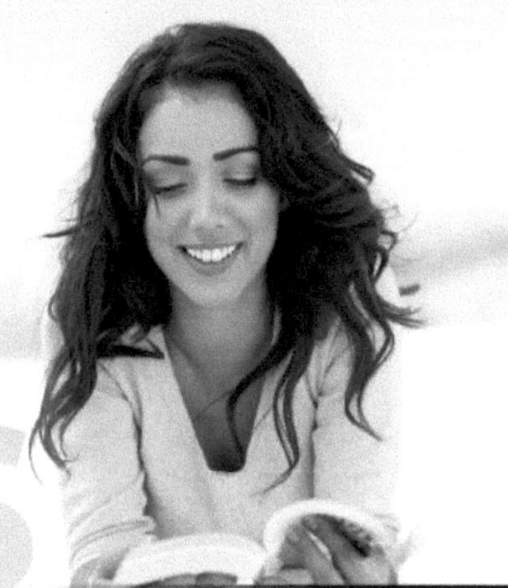

I want morebooks!

Buy your books fast and straightforward online - at one of world's fastest growing online book stores! Environmentally sound due to Print-on-Demand technologies.

Buy your books online at
www.morebooks.shop

Compre os seus livros mais rápido e diretamente na internet, em uma das livrarias on-line com o maior crescimento no mundo! Produção que protege o meio ambiente através das tecnologias de impressão sob demanda.

Compre os seus livros on-line em
www.morebooks.shop

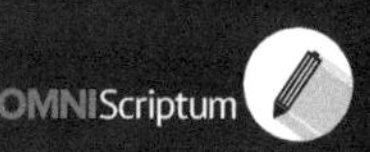

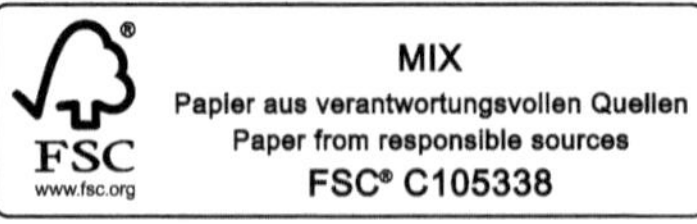

Printed by Books on Demand GmbH, Norderstedt / Germany